Carl-Auer

Wiltrud Brächter

Einführung in die Teilearbeit mit Kindern und Jugendlichen

2025

Reihengestaltung: Uwe Göbel
Umschlaggestaltung: B. Charlotte Ulrich
Redaktion: Veronika Licher
Satz: Verlagsservice Hegele, Heiligkreuzsteinach
Printed in Germany
Druck und Bindung: CPI books GmbH, Leck

MIX
Papier | Fördert gute Waldnutzung
FSC® C083411
www.fsc.org

CPI klimaneutral
Mehr Bäume. Weniger CO_2

Erste Auflage, 2025
ISBN 978-3-8497-0585-5 (Printausgabe)
ISBN 978-3-8497-8528-4 (ePUB)

Bibliografische Information der Deutschen Nationalbibliothek:
Die Deutsche Nationalbibliothek verzeichnet diese Publikation in der Deutschen Nationalbibliografie; detaillierte bibliografische Daten sind im Internet über http://dnb.d-nb.de abrufbar.

Informationen zu unserem gesamten Programm, unseren Autoren und zum Verlag finden Sie unter: **https://www.carl-auer.de/**.
Dort können Sie auch unseren Newsletter abonnieren.

Carl-Auer Verlag GmbH
Vangerowstraße 14 • 69115 Heidelberg
Tel. +49 6221 6438-0 • Fax +49 6221 6438-22
info@carl-auer.de

Inhalt

Einleitung

Mein erster Zugang zur Teilearbeit mit Kindern war ein sehr persönlicher: Als Mitarbeiterin im Frauenhaus war ich Mitte der 1990er-Jahre mit einem traumatisierenden Ereignis konfrontiert, das starke Wellen in unsere Familie schlug. Unser fünfjähriger Sohn nutzte einen ersten anschließenden Urlaub, um seine Gefühle von Irritation und Verlassenheit im Spiel auszudrücken. In der Rolle eines Tierforschers, kenntnisreich und technisch bestens ausgerüstet, suchte er in der »Wildnis« Sardiniens nach Spuren von Panthern; als Assistentin begleitete ich seine Expedition. Aus dem Schutz seiner starken Rolle heraus konnte er schließlich einen anderen, bisher verborgenen Teil seines Erlebens zeigen: Uns kam ein junger Panther entgegen, der seine Herde verloren hatte und einsam durch die Gegend zog. Auf der Forschungsstation aufgenommen, genoss er unsere Fürsorge, sein jüngerer Bruder gesellte sich als zweiter kleiner Panther dazu.

Damals noch am Beginn einer spieltherapeutischen Ausbildung, hat diese Spielsequenz meine Aufmerksamkeit nachhaltig darauf gelenkt, wie Kinder verschiedene Ich-Zustände im Spiel zeigen und wie therapeutisch mit ihnen umgegangen werden kann.

Aus der Fülle verschiedener Teilekonzepte habe ich für dieses Buch Ansätze zusammengestellt, die mir seitdem in meiner Arbeit besonders wertvoll erscheinen. Hierzu gehören die Externalisierungstechnik der narrativen Therapie, Ego-State-Therapie, hypnosystemische Teilekonzepte sowie Teilearbeit im Kinderpsychodrama. Ich stelle Teilearbeit in Verbindung mit Spiel und kreativen Medien vor, die jeweils an das Alter der Kinder und Jugendlichen angepasst werden können. Besonders wichtig ist mir, den Teileansatz interaktionell zu erweitern und Anwendungsmöglichkeiten mit Eltern und Familien einzuschließen.

Es würde mich freuen, wenn das Buch Interesse weckt, Teileperspektiven stärker in die eigene Arbeit aufzunehmen. Ich danke den Kindern, Jugendlichen und Familien für die berührenden Erfahrungen, die ich im Kontakt mit ihren verschiedenen »Seiten« machen durfte, und den Kolleg:innen[1], auf deren Konzepte ich mich in dieser Einführung beziehe.

1 Im Plural habe ich mich für diese Form des Genderns entschieden, im Singular verwende ich aus Gründen besserer Lesbarkeit nur die weibliche Form und hoffe, dass sich hierbei alle Menschen mitgemeint fühlen.
Beim Begriff »Täter« gendere ich – wie auch sonst oft üblich – nicht, da (zumindest sexualisierte) Gewalt in der übergroßen Zahl der Fälle von Männern verübt wird; ich verzichte ebenfalls hierauf, wenn ich Äußerungen von Kindern oder Eltern wiedergebe.

1 Teilearbeit beim Einstieg in die Therapie

1.1 *Symptome, Seiten, Ich-Zustände – Worauf bezieht sich die Teilearbeit?*

Zu Beginn möchte ich die Frage streifen, *was* in der Teilearbeit eigentlich »behandelt« wird und was Teiletherapie meinem Verständnis nach *nicht* ist. Eltern kommen oft mit einem Wunsch nach schneller Symptombeseitigung in die Therapie. Symptome können jedoch wichtige Entwicklungsbedürfnisse anzeigen, die für ein Kind nicht erfüllt sind; möglicherweise verweisen sie auch auf ungelöste Probleme im umgebenden System. Diese Einführung sollte insofern nicht als Zusammenstellung von Tools zur Symptombekämpfung missverstanden werden, ohne Kontext und Hintergründe ausreichend zu reflektieren.

Gemeinsam ist allen hier vorgestellten Zugängen, dass sie in ihrer Zielsetzung über eine reine Symptomreduktion hinausgehen:

Systemische Therapie versteht Symptome als bestmöglichen Lösungsversuch. Die Therapie zielt darauf ab, Perspektiven zu erweitern und Lösungen zu finden, die die Symptomatik überflüssig machen.

Hypnotherapie sieht wechselnde Zustände des Erlebens als Ergebnis von unterschiedlicher Aufmerksamkeitsfokussierung; *hypnosystemische Teilearbeit* zielt auf eine Auflösung von Problemtrancen. Leidvolles Problemerleben wird als eine »Seite« des Erlebens externalisiert; ihr wird die Seite des »gewünschten Erlebens« gegenübergestellt und in Suchprozessen aufgerufen. Zentral ist die Stärkung eines koordinierenden, mit Handlungsfähigkeit verbundenen »Steuer-Ichs«, das dabei unterstützt wird, die Beziehung zu früher Erlebtem neu zu gestalten und Bedrängendes auf Abstand zu bringen (Schmidt 2003, 2004).

Ego-State-Therapie (Watkins u. Watkins 2003) bezieht sich auf Ich-Zustände, die biografisch entstanden sind. Differenziert wird zwischen ressourcenreichen, symptom- und traumaassoziierten sowie destruktiv agierenden Ich-Zuständen. Ego-States werden nicht mit Symptomen gleichgesetzt, sondern »sorgen für die Symptome«, die als Ausdruck eines ursprünglichen Lösungsversuchs verstanden werden (Fritzsche 2014, S. 30). Ziel ist es, ein Verständnis für deren Funktionalität zu entwickeln und ein inneres Unterstützungssystem zu etablieren. Ich-Zustände werden dabei so angesprochen, als seien sie eigene Teilepersönlichkeiten.

Narrative Therapie arbeitet an einer Dekonstruktion von Problemerzählungen, die das Leben von Menschen beschränken können: »Welchen Geschichten erlaubst du, dein Leben zu regieren?« (White 1989). Zentral ist die Technik der Externalisierung: Problemen eine Gestalt zu verleihen, erleichtert es, sich getrennt von ihnen zu erfahren und negative Selbstzuschreibungen aufzulösen. Ziel ist es, »das Problem zum Problem zu machen und nicht die Person« (White 2010, S. 33). Externalisierungen beziehen sich nicht auf äußere Kategorisierungen, sondern auf das, was von Menschen als Problem empfunden wird. Im Familiensetting werden Interaktionen erfragt, die rund um ein Problem entstanden sind, um negative Dynamiken zu unterbrechen und einen kooperativen Umgang damit anzuregen.

1.2 Teilearbeit in Joining und Kontaktaufbau

Wunsch- und Hoffnungsskalen zur Erkundung der Therapiemotivation

Kinder[2] werden in der Regel von ihren Eltern zur Therapie angemeldet; Veränderungen können jedoch nur gelingen, wenn sie selbst hierzu motiviert sind. Für den Beziehungsaufbau zu Kindern und Jugendlichen ist es wichtig, dass sie sich auch mit ihrer skeptischen Seite gesehen und angenommen fühlen. Hiltrud Bierbaum-Luttermann und Siegfried Mrochen (2019, S. 128) sprechen diese Seite im Eingangskontakt direkt an: »Gibt es einen Teil von dir, der jetzt nur unter Protest hier sitzt, der nicht gerne herkommt?« Zur Klärung von Veränderungswünschen und -hoffnungen verwenden sie Skalierungen, aus denen sie innere Anteile

2 Ich schreibe im Folgenden aus Platzgründen meist nur von »Kindern«; Jugendliche sind dabei in der Regel mitgemeint. Eignen sich Methoden nur für Jugendliche oder sehr junge Kinder, wird dies benannt.

ableiten: Ein hoher Skalenwert von 8 (auf einer 10er-Skala) weist auf einen starken Anteil hin, der eine Veränderung möchte. Daneben zeigt sich jedoch auch ein kleinerer Anteil, der Vorbehalte gegenüber einer Veränderung hat. Für die Therapie kann es entscheidend sein, die Motive dieses Anteils näher zu erfassen, wie folgendes Beispiel zeigt.

NELE, die mit acht Jahren tagsüber noch häufig einnässte, »konnte auf Nachfrage gut formulieren, dass sie nicht auf das Einnässen verzichten möchte, weil dann alles noch hektischer werde und ihre Mutter nicht merken würde, dass sie nicht so viele Termine haben wolle. Beide Eltern waren beruflich stark eingespannt, die Kinder hatten viele Termine und es gab viele Konflikte in der Familie« (a. a. O., S. 31).

Kontakt zu abwehrenden Seiten mit Elementen des Psychodramas

Alfons Aichinger (2012) geht davon aus, dass die »Problemseite« von Kindern zu Therapiebeginn eine »Wegmach«-Haltung der Therapeutin befürchtet; entsprechend fühle sie sich bedroht und ziehe sich noch mehr zurück. Spielerisch bezieht er daher besonders diese Seite ein:

Einen sozial ängstlichen kleinen Jungen, der sich beim Erstkontakt unter einem Stuhl versteckt, fragt Aichinger im Selbstgespräch, welches schlaue Tier sich denn dort eine Höhle gebaut habe. Als er hört, dass dort ein Fuchs sitzt, fragt er die Eltern nach der Seite des Jungen, die Spaß an Abenteuern habe. Daraufhin kommt ein Löwe auf ihn zu und faucht ihn an. Um zu schauen, »wie die beiden ihre Fähigkeiten zusammenbringen und sich zu einem Superteam entwickeln könnten«, folgt ihm der Junge in den Beratungsraum (a. a. O., S. 25).

Einem 7-jährigen Mädchen, das wegen aggressiven Verhaltens aus der Schule ausgeschlossen wurde und im Wartezimmer wütend schreit, begegnet Aichinger mit der Vermutung, es müsse wohl ein »leibhaftiger Drache« vor seiner Tür stehen, der ihm

Angst mache: »Diesen gewaltigen und prächtigen Drachen jedoch als Freund zu gewinnen, das fände ich toll, dann müsste ich keine Angst mehr haben« (a. a. O., S. 26). Durch die Frage, ob Sarah die Freundin des Drachens sei, gelingt eine Distanzierung; der Drache wird zu ihrem Haushund und Beschützer. Klagen der Mutter über das Verhalten in der Schule werden dem Drachen zugeschrieben; die Externalisierung erleichtert die weitere Arbeit.

Im Kontakt zu Jugendlichen bezieht sich Aichinger auf die Seite, die trotz Bedenken gekommen ist, und stellt ihr die Seite gegenüber, die sich zunächst verweigert. Dabei fokussiert er auf deren Bedürfnisse. Einen Jugendlichen, der in der Schule Handys entwendet hat und vor dem Erstgespräch nicht aus dem Auto aussteigt, spricht er beispielsweise folgendermaßen an:

»Ich sehe, eine Seite von dir ist mitgefahren, diese ist vielleicht erschrocken und in Bedrängnis geraten, seine Freunde könnten entdecken, wer die Handys geklaut hat. [...] Eine andere Seite aber, ich nenn sie mal die Eichhörnchenseite, die aus einem wichtigen Grund Handys sammelt, will aber nicht aussteigen. Vielleicht befürchtet die, ich könnte sie verurteilen oder sogar bekämpfen. Daher ist es verständlich, dass sie mit Verweigerung reagiert und im Auto sitzen bleibt. Ich möchte nun beide Seiten einladen, mit mir zusammen herauszufinden, wofür das Eichhörnchen sorgt, wenn es Handys sammelt« (a. a. O., S. 28).

Der Beschämung durch Symptome entgegenwirken

Kinder können sich durch Symptome so stark beschämt fühlen, dass ein Gespräch über Therapieziele kaum möglich ist. Oft geht dies mit einer Ablehnung durch die Eltern einher, die ihr Kind hinter der beklagten Problematik kaum noch wahrnehmen. Mit den Eltern reflektiere ich in solchen Fällen die Ich-Zustände, die bei ihnen angesichts der Problemseite des Kindes in den Vordergrund treten (vgl. Abschnitt 8.1). Vieles kann sich leicht(er) auflösen, wenn sich ein Kind mit allen Seiten angenommen fühlt.

Als sehr hilfreich habe ich in Elterngesprächen die externalisierende Frage erlebt, wie es die Symptome schaffen konnten, sich zwischen die Eltern und die Liebe zu ihrem Kind zu drängen.

Frau T.[3], die im Vorgespräch viel über das aktive und impulsive Verhalten ihres Sohnes klagte, kommt auch zum zweiten Termin ohne Jonas. Meine Frage habe viel bei ihr ausgelöst; eine Therapie sei nicht mehr nötig. Sie könne ihn jetzt ganz anders sehen: »Für mich kann Jonas bleiben, wie er ist.«

Eine entlastende Möglichkeit, Beschämungen zu umgehen, bietet in der Kindertherapie die Ebene des Spiels. Problemzustände zeigen sich, ohne dass über sie gesprochen werden muss; im Spielverlauf kann Verbindung zu Lösungsideen entstehen. Jugendlichen oder Kindern, die Spiel bereits »uncool« finden, kann nonverbales Gestalten einen Zugang zu schwächeren und bedürftigen Anteilen bieten. Häufig zeigen sich hierbei Ich-Zustände, die gesehen und versorgt werden wollen, wie im folgenden Beispiel:

KEN, 9 Jahre alt, zieht sich im Gespräch seine Kappe tief ins Gesicht und wendet den Blick ab; auf Fragen antwortet er nicht. Als ich ihm anbiete, etwas im Sand aufzubauen, wendet er sich erleichtert dem Sandkasten zu; versunken vertieft er sich ins Gestalten. In einem Wald sitzt später ein kleiner Affe, der seine Eltern verloren hat und vermisst (siehe Abb. 1). Beim Erzählen über das Sandbild kommen wir in Kontakt. Kens Geschichte lässt sich anschließend weiterführen: Der kleine Affe macht sich bemerkbar und wird von seinen Eltern gefunden (siehe Abb. 2).

3 Soweit nicht anders bezeichnet, entstammen die anonymisierten Fallbeispiele meiner therapeutischen Praxis. Namen und Details wurden verändert, um ein Wiedererkennen von Personen auszuschließen.

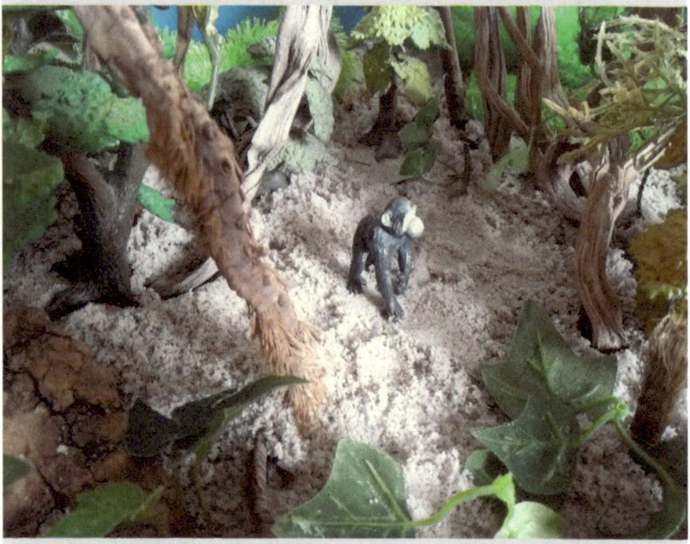

Abb. 1: Allein im Urwald

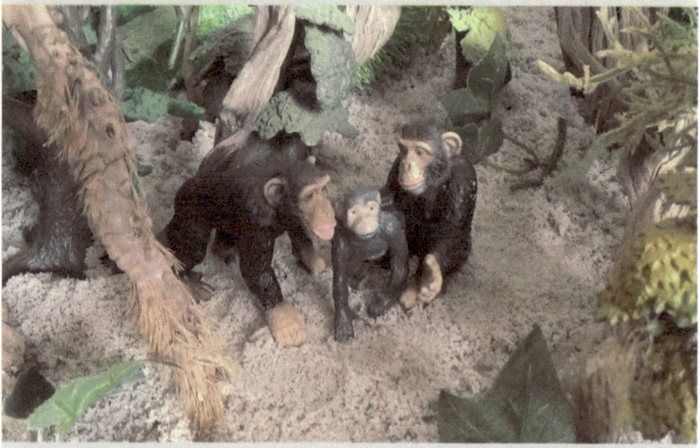

Abb. 2: Von den Eltern gefunden

1.3 Teilearbeit in der Auftragsklärung

Einbeziehen von Kindern durch den Ausdruck im freien Spiel
Kinder kommen nur selten mit eigenen Aufträgen in die Therapie. Oft unterscheiden sich ihre Anliegen erheblich von denen der Eltern, können jedoch in einer rein sprachlich gestalteten Auftragsklärung nicht eingebracht werden: Schulangst kann mit der Sorge um psychisch belastete Eltern einhergehen, die ein Kind nicht alleinlassen möchte, Mutismus mit der Unmöglichkeit, über Gewalt in der Ehe der Eltern zu sprechen (Brächter 2010, S. 84 ff.). Wird ihnen zu Therapiebeginn eine Phase freien Spiels eingeräumt, können Anliegen der Kinder sichtbar werden:

Jakob, neun Jahre alt und wegen Konzentrationsstörungen zur Therapie angemeldet, stellt in einem Sandbild dar, wie sich Vögel um ihren Nachwuchs kümmern: Die Mutter brütet, der Vater sucht Futter. Besorgt schildert Jakob, dass die Küken im Ei sterben müssten, wenn ein Elternteil ausfiele. Dabei öffnet er seine Angst um den Vater, der heimlich trinkt. Er befürchtet, dass sich die Eltern trennen könnten, wenn die Mutter von seinen Sorgen wüsste.

Nach dieser Mitteilung sind therapeutische Interventionen möglich, die Jakobs Anliegen zum Ausgangspunkt machen: Im Gespräch werden mögliche Trennungsfolgen reflektiert, die für ihn, anders als für die Küken, nicht lebensbedrohlich wären. Ich erhalte den Auftrag, mit den Eltern zu reden; er tritt aus der Rolle des Geheimnisträgers heraus.

Statt der Konzentrationsprobleme externalisiert Jakob anschließend seinen sorgenvollen Zustand in einem Cartoon: Eine »Sorgenpresse« drückt sein Herz zusammen, sie wird in eine »Lackiermaschine« verwandelt, die Sorgen gelb ansprayen kann. Das Abschlussbild zeigt Jakob gut geschützt von einem gelben Halbkreis aus Freude, während sich die Eltern im Hintergrund um die Flasche streiten.

Zeichnen und Gestalten in der Auftragsklärung

Maskentechnik und Zukunfts-Selbst

Stehen im Eingangsgespräch elterliche Sorgen und defizitorientierte Beschreibungen im Vordergrund, hilft die Maskentechnik (Vogt-Hillmann 1999), andere Seiten des Kindes sichtbar zu machen. Kindern fällt es dann oft leichter, sich Problemen in ihrem Leben zuzuwenden.

Es werden Porträts gestaltet, die ein Kind in verschiedenen Ich-Zuständen abbilden:

- Begonnen wird mit einem *Therapie-Anlass-Gesicht*, das das Kind so zeigt, wie es im Zusammenhang mit dem zur Therapie führenden Problemzustand aussieht.
- Danach wird die Vorstellung angeregt, es sei Karneval und das Gesicht eine Maske, unter der sich das *eigentliche Gesicht* verbirgt.
- Anschließend kann ein *Ressourcen-Gesicht* gemalt werden, das sich auf schöne und gelungene Situationen im Leben des Kindes bezieht.
- Wenn bislang verborgene Themen fokussiert werden sollen, kann auch mit einem *eigentlich wahren Gesicht* weitergearbeitet werden.

Mit Jugendlichen nutzt Woltemade Hartman[4] Collagen, um Ich-Zustände voneinander zu differenzieren: Zunächst fordert er auf, sich *»ohne das Problem«* darzustellen – ein zu Therapiebeginn oft kaum vorstellbarer Zustand. Dem *Normal-* und *Problem-Selbst* wird anschließend ein Bild des *Zukunfts-Selbsts* gegenübergestellt, bei dem ein gewünschter Zustand nach Auflösung des Problems imaginiert wird. Dies kann in eine Zielklärung überleiten.

Problem-Lösungs-Bilder und Drei-Zustands-Bilder

Problem-Lösungs-Bilder (Hirschberg 2007) erschließen die Sicht des Kindes auf sein Problem und eine mögliche Lösung:

---

4 Vorgestellt beim Workshop »Das traumatisierte Selbst in hypnotischer Ego-State-Therapie mit Kindern«, 4. Kindertagung der M.E.G., Heidelberg, 22. 2. 2002.

- Das Kind wird aufgefordert, das für es »zurzeit größte Problem« auf die linke Hälfte eines Blattes zu zeichnen.
- Die Lösung oder das, was ihm helfen könnte, sein Problem zu lösen, wird anschließend auf die rechte Seite gezeichnet.

Auch Drei-Zustands-Bilder (Mills u. Crowley 1998) stellen Problem- und Lösungszustände einander gegenüber.

- Nach der Gestaltung eines Problembilds wird ein Zustand gemalt, bei dem »alles gut« ist, auch wenn noch keine Vorstellung darüber besteht, wie dieser zu erreichen ist.
- Das dritte Bild zeigt anschließend den (ersten) Schritt, der zu diesem Zustand führen könnte.

Die Zeichnungen geben Aufschluss darüber, ob sich ein Kind selbst als Teil einer Lösung sieht oder ob es Veränderungen (nur) von anderen erwartet. Wird die Familie in einem systemischen Therapiekontext einbezogen, können alle getrennt voneinander zeichnen, wie sie das Problem sehen und wie ein gewünschter Zustand erreicht werden könnte. Oft zeigen sich unterschiedliche Vorstellungen, worum es in der Therapie gehen soll.

Handpuppen als Zugang zur Sicht des Kindes

Handpuppen eignen sich gut, um Kontakt zu Kindern aufzubauen und ihre Anliegen zu erschließen. Bei einem Ressourceninterview mit Handpuppen wird das Kind aufgefordert, eine Puppe auf die Hand zu nehmen, die es gerade anspricht. Während die Therapeutin mit der Handpuppe spricht, kann das Kind sich zunächst hinter die Puppe zurückziehen. Die Fragen der Therapeutin werden direkt an die Handpuppe gerichtet:

- »Du bist der Affe, den Tobi sich ausgesucht hat. Hast du einen Namen? Wo wohnst du? Wie ist es dort im Dschungel? Was isst du gerne? Was macht dir besonders Spaß und was kannst du gut? Wie machst du das, so hoch zu klettern?«

Sind die Ressourcen ausreichend exploriert, kann die Handpuppe nach Problemzuständen »im Dschungel« gefragt und ein Bezug zum Leben des Kindes hergestellt werden:

- »Kennst du den Tobi schon lange? Was mag der wohl an dir? Ist der auch manchmal so traurig oder wütend wie du? Kannst du dir vorstellen, wer [der anderen Handpuppen] ihm dann helfen könnte?«

Anschließend kann das Gespräch mit zirkulären Fragen über Therapieziele weitergeführt werden:

- »Affe, weißt du eigentlich, warum die Eltern von Tobi möchten, dass er hierherkommt? Was glaubst du, was sie ihm wünschen? Glaubst du, er wünscht sich das auch oder etwas anderes? Woran könnten seine Freunde merken, dass er das geschafft hat? Wer würde sich wohl am meisten darüber freuen?«

Teilearbeit mit Tierfiguren in der Zielklärung mit Familien

Familienskulpturen mit Tierfiguren im Sand vermitteln einen Eindruck davon, wie sich ein Kind in seiner Familie erlebt. Die gewählten Figuren und die Gestaltung der Umgebung zeigen an, in welchen Ich-Zuständen sich die Familienmitglieder zu Therapiebeginn begegnen. Wird anschließend gefragt, was ein Kind seiner Figur wünschen würde, bietet die Umgestaltung zu einer Wunschskulptur wertvolle Hinweise für eine Auftragsklärung mit der Familie (Brächter 2022).

Aichinger (2012, S. 45 ff.) erarbeitet Therapieziele, indem er unterschiedliche Seiten der Familienmitglieder durch Tierfiguren verkörpern lässt. Das Kind wählt

- ein Tier für seine Ressourcenseite (bei Angst zum Beispiel für den Teil, der etwas riskiert),
- ein Tier für die Problemseite (»die Seite, die abends Bauchweh bekommt und will, dass die Mama am Bett sitzen bleibt«),
- (bei älteren Kindern) ein Tier für sich als Person,
- Tiere für die Eltern; teils auch für ihre unterschiedlichen Seiten,
- ein Tier für die Therapeutin.

Anschließend spielt das Kind vor, wie die Tiere der Familienmitglieder mit und ohne Auftauchen des »Problemtiers« miteinander umgehen. Die Eltern zeigen bisherige Lösungsversuche und benennen, was sie vom Tier der Therapeutin erwarten. Dies bietet die Möglichkeit, destruktive Auswirkungen einer Parteinahme gegen das »Problemtier« zu verdeutlichen. Anschließend wird nach einem Lösungsversuch gesucht, bei dem die Tiere »Freunde« werden können. Dabei wird definiert, »woran gearbeitet werden soll und welche Anteile mit welchem Grundbedürfnis in den folgenden Spielstunden [vgl. Abschnitt 8.4] eine Unterstützung erhalten sollen« (a. a. O., S. 48).

Boris, 9 Jahre alt und wegen Affektdurchbrüchen angemeldet, weigert sich, für sich ein Tier zu wählen, und dreht sich weg. Aichinger lässt daraufhin die Mutter für sich und die beklagte Seite ihres Sohnes Figuren suchen. Sie wählt für sich ein »dünnhäutiges« Reh und für ihn einen »unberechenbaren« Ziegenbock, den Aichinger zunächst mit einem Tuch verdeckt. Als Bernhardiner erhält er von der Mutter den Auftrag, den Bock zum Verschwinden zu bringen. Als der Bernhardiner nach ihm zu suchen beginnt, meldet sich eine Eichhörnchenseite von Boris mit dem Kommentar, unter dem Tuch sei nichts. Ein Rabe als »schlaue Seite« von Boris erklärt, dass der Bock nur dann wild werde, wenn er sich angegriffen fühle, zum Beispiel bei Konflikten in der Schule. Wenn das Reh dann drohe, der Bock müsse in ein Heim, werde er noch wilder.

Als Ziele für die weitere Arbeit benennt Boris, »das Reh müsste eine dickere Haut bekommen. Und das Eichhörnchen müsste der Chef sein, das sehe alles, und der schlaue Rabe müsste vom Baum herunter zum Ziegenbock kommen, der sei sonst zu weit weg, um den Bock beraten zu können« (a. a. O., S. 32).

2 Methodische Ansätze für die Teilearbeit im Therapieverlauf

2.1 *Neue Seiten an sich entdecken*

Zu Therapiebeginn haben Kinder oft viele Problemgeschichten über sich gehört; ein Zugang zu ressourcenreichen Ich-Zuständen ist häufig blockiert. Teilearbeit kann Neugier erzeugen, sich wieder auf andere Weise mit sich in Beziehung zu setzen.

Ich bin mehr als mein Problem: Nutzung von Würfeln, Drusen und Papier

Um in Teilekonzepte einzuführen, eignet sich ein Würfel: Die Zahl, die oben liegt, wird der Seite zugeordnet, die ein Kind gerade zeigt. »Stell dir vor, deine Unlust, in die Schule zu gehen, wäre die Fünf. Jetzt würfele ich und es kommt die Zwei. Was ist die Zwei bei dir? Und was die Vier? …«

Auch ein Blatt Papier kann auf zurzeit nicht zugängliche Seiten verweisen. Wird es mehrfach gefaltet, bleibt nur ein kleiner Teil des Blattes sichtbar:

> »Wenn dies hier deine ganze Person ist, also du mit allem, was dazugehört, mit deinen Talenten, Hobbys, deinen Erfahrungen, Krankheiten, Fähigkeiten etc. – wie viel ist davon noch da, für dich spürbar, wenn es dir so geht, wenn du auf diese Weise ängstlich (depressiv, hilflos, verletzt, bekifft …) bist?« […] »Nur dieser kleine Teil allein steuert deine Gefühle und Gedanken mit seinen Möglichkeiten. Wie alt ist dieser Teil? Ist das fair und in Ordnung, dass er allein entscheidet? … Alles andere, was dich ausmacht, ist noch da, eben weggefaltet. Wenn du nun einmal auffaltest, was taucht dann wieder auf?« (Bierbaum-Luttermann u. Mrochen 2019, S. 142).

Die nacheinander wieder sichtbar werdenden Teile des Blattes können bemalt oder beschriftet werden; häufig werden dabei ältere und ressourcenreichere Ich-Zustände benannt.

Das Auffalten kann auch mit konkreten Fragestellungen verbunden werden. Nach der Skizzierung eines Problems lässt Sebastian Clavée (2022) Kinder zeichnen,

- was sie gern tun,
- welche Stärken oder Fähigkeiten sie haben,
- was Familienmitglieder oder Freund:innen an ihnen schätzen,
- was sie in der Vergangenheit stolz gemacht hat,
- worauf sie Lust haben, was ihnen Freude bereiten würde.

Gesteinsdrusen verweisen auf »leuchtende« Anteile, die von außen nicht sichtbar sind: Sie sehen außen aus wie schroffe Steinbrocken, bestehen innen jedoch aus Kristallen. Hat auch das Kind Zugang zu »funkelnden« Anteilen, die es als wertvoll empfindet? In welchen Situationen? Wer darf sie sehen?

2.2 Zugang zu ressourcenreichen Anteilen

Innere Stärke

Gesteinsdrusen sind eine gute Veranschaulichung innerer Stärke; oft wird dieser Ich-Zustand auch als Licht oder verborgene Perle imaginiert. Innere Stärke kann durch Trancen erschlossen werden, wie eine Reise in den Körper zum Ort der inneren Kraft (Bierbaum-Luttermann u. Mrochen 2014). Kontakt zur inneren Stärke kann auch durch Situationen hergestellt werden, in denen »Selbstvertrauen, Zuversicht, Freude, Stolz, Offenheit, Freiheit, Verbundenheit und Kreativität« spürbar sind (Fritzsche 2013, S. 75). Jüngere Kinder können malen, wie sie sich einmal ganz wohl und stark gefühlt haben; oft ist dies mit einem freudigen Körpererleben verbunden. Auch konkrete Motive können vorgegeben werden wie im folgenden Fall:

> Ein 7-jähriges Mädchen, dessen Familie überfallen wurde, wird von Woltemade Hartman (2014, S. 215) aufgefordert, sich selbst als »gesunden und glücklichen sommerlichen Baum« zu zeichnen.
>
> »Bei der zweiten Sitzung […] nutzte ich das, was sie selbst mir genannt hatte, als Beispiele für ihre eigene innere Stärke. Insbesondere beschäftigten wir uns damit, wie so riesige, tief verwurzelte Bäume Stürme und schwierige Situationen überleben und wie sie unter schwierigen Bedingungen sogar noch stärker werden als je zuvor.«

Innere Helfer:innen

Innere Helfer:innen beziehen sich auf positive Beziehungserfahrungen: »Wer hat uns positiv beeindruckt? Wer hat uns bewegt oder berührt? Wer konnte uns so annehmen, wie wir waren? [...] Wer hat uns in Schutz genommen?« (Fritzsche 2013, S. 80). Innere Helfer:innen können Figuren aus Filmen sein, die Ideale von Jugendlichen verkörpern. Jüngere Kinder können »Krafttiere« malen oder gestalten, deren Eigenschaften sie im Spiel entleihen. Krafttiere aus Ton zu formen, bietet eine besondere Möglichkeit, sich mit ihnen zu verbinden.

Hilfsfiguren können auch spezifische Ressourcen zum Ausdruck bringen, die ein Kind für seine Entwicklung benötigt:

> JULE, 6 Jahre alt und noch sehr trennungsängstlich, hört bei ihren Großeltern Geschichten vom »Rösslein Hü« (Williams 1959), die sie sehr faszinieren. Das Holzpferdchen zieht in die Welt und erlebt spannende Abenteuer, es gibt nicht auf, auch wenn unterwegs seine Räder brechen. Nachdem es auf einem Seeräuberschiff beinah untergegangen wäre, findet es eine Höhle voller Schätze. Hü wird für Jule zu einer wichtigen Ressourcenfigur, die ihr imaginativ in die Welt vorausrollt. Kraft und Energie, die sie ihm zuschreibt, werden in ihrer Zeichnung sichtbar (siehe Abb. 3).

Für viele Kinder ist es eine natürliche Vorstellung, von einem unsichtbaren Wesen begleitet zu werden, mit dem sie im Alltag in Beziehung stehen. Die Imagination kann helfen, in Problemsituationen Zugang zu Ressourcen zu finden. Schön zeigt dies die Geschichte von »Hannes Strohkopp« (Janosch 1966).

Hilfsfiguren nehmen in der Therapie eine wichtige Rolle ein, wenn es darum geht, verletzte Ich-Zustände zu versorgen und an sichere Orte zu bringen:

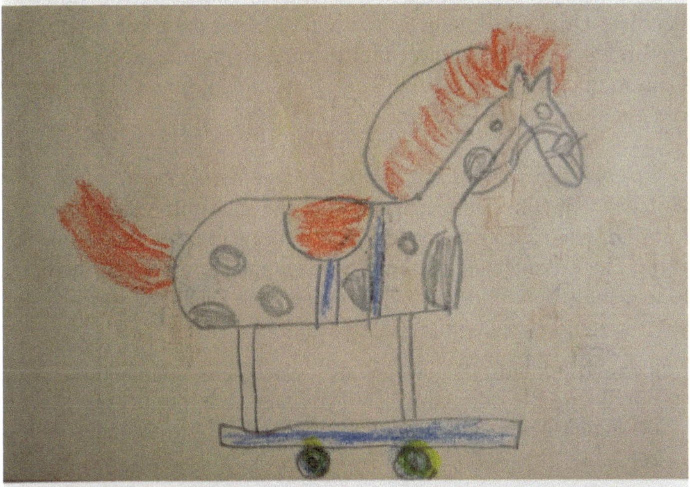

Abb. 3: Das Rösslein Hü

Eva Ferstl beschreibt den Therapieverlauf eines 12-jährigen Mädchens, das einige Jahre zuvor seine Mutter verloren hat. Marie wird von »Sternenschweif« durch traumatische Situationen begleitet, einem Pony, das sich in ein Einhorn verwandeln kann. Auf seinem Rücken erkundet sie ihren sicheren Ort und rettet ein jüngeres Kind, das in Not geraten ist. Bei der Umgestaltung eines Albtraums stellt sich Sternenschweif zwischen sie und einen Säbelzahntiger, der sich daraufhin in ein Tigerbaby verwandelt und versorgt wird. Auch als sich Marie dem Tod ihrer Mutter nähert und sich in einer Imagination von ihr verabschiedet, ist Sternenschweif an ihrer Seite: Auf dem Rückweg spürt sie, wie sie auf seinem Rücken reitet (Ferstl 2014).

Ressourcen aus der Vergangenheit und der Zukunft holen
Arbeit mit der Timeline

Lebenskurven symbolisieren »Höhen« und »Tiefen« im bisherigen Leben; sie regen dazu an, gute Erfahrungen aus der Vergangenheit zu erinnern und zu sammeln. Auch Krisen können stärkend wirken, wenn man sich anschließend vergegenwärtigt, was bei ihrer Überwindung geholfen hat. Arbeitet man mit einem Seil am Boden, können Symbole hierfür zur Lebenslinie gelegt werden. Geht man die Timeline ab und hält dort inne, können die Ressourcen geankert werden (Keweloh 2021).

Ein problemfreier Zustand »nach dem Wunder«
Auf der Timeline lässt sich auch in die Zukunft gehen und erkunden, wie sich ein Zustand nach Auflösung des Problems anfühlt; ein Zukunfts-Selbst kann Ratschläge für die Gegenwart erteilen. Jüngere Kinder können problemfreie Zustände mithilfe der »Wunderfrage« imaginieren und zeichnen:

> »Woran erkennst Du, wenn über Nacht ein Wunder geschieht, durch eine Fee oder einen Zauberer, und sich all die gegenwärtig beklagten Beschwerden aufgelöst haben?« (Vogt-Hillmann 1999, S. 15 f.).

2.3 Zugang zu Problemanteilen

Abstand schaffen durch Externalisierung
Externalisierungen ermöglichen es, sich getrennt vom Problem zu erleben (White u. Epston 1993). Probleme werden in der Kindertherapie oft gemalt oder geformt, um sich aktiv mit ihnen auseinandersetzen zu können.

Fällt es Kindern schwer, für ihr Problem eine passende Figur zu finden, hilft häufig ein körperlicher Zugang: »Wo spürst du deine Angst, deine Wut am stärksten? Welche Farbe könnte sie haben? Wie fühlt sie sich an? Spitz, stachelig, weich, schwammig, heiß? Welches Tier oder andere Wesen könnte dazu passen?«

Was braucht die Problemfigur?
Versteht man Symptome als – nicht hilfreichen – Lösungsversuch, liegt es nahe, die mit ihnen verbundenen Bedürfnisse zu erkunden. Statt Problemfiguren zu bekämpfen, regen kreative Gestaltungstechniken die Frage an, was sie eigentlich brauchen. Oft finden Kinder hierbei sehr ungewöhnliche Lösungen. Problemerleben nach außen zu bringen, setzt schnell überraschende Ideen frei:

FIONA, 7 Jahre alt, schläft nicht mehr allein in ihrem Bett, seit ihr in einem Albtraum ein Gespenst begegnet ist. Ich schlage ihr vor, das Gespenst zu malen: Mit vielen Augen starrt es Fiona an; unter einem schwarzen Umhang trägt es ein Messer bei sich.

Auf meine Frage, was das Gespenst vielleicht braucht, weiß Fiona sofort eine Antwort: Es hat Hunger auf Orangen. Deshalb hat es das Messer dabei (siehe Abb. 4)!

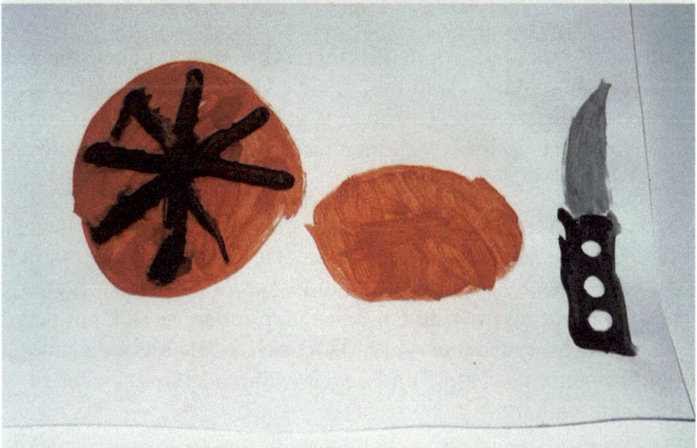

Abb. 4: Hunger auf Orangen

Versorgen von Problemfiguren in der Cartoontherapie

Bei der Cartoontherapie (Vogt-Hillmann 1999) wird eine Problemfigur verändert, indem sie ein Geschenk erhält. Hierzu wird ein größeres Blatt in sechs Felder unterteilt:

- In das erste Feld zeichnet das Kind die Problemfigur; sie kann einen Namen erhalten. Ich frage auch nach einem typischen Satz, den sie an das Kind richtet.
- Das zweite Feld zeigt eine Hilfsfigur (Lieblingsheld:in, Tier, Fantasiegestalt ...).

- Im dritten Feld treffen sich Kind und Hilfsfigur an einem sicheren Ort und überlegen, was man der Problemfigur schenken könnte, damit sie vielleicht freundlicher wird.
- Im vierten Feld wird das Geschenk von der Hilfsfigur überreicht.[5]
- Das fünfte Feld zeigt, wie sich die Problemfigur durch das Geschenk verändert. Oft sieht sie freundlicher aus, bekommt einen neuen Namen und hat eine neue Botschaft für das Kind.
- Das sechste Feld zeigt einen Transfer in den Alltag: Wann und wie spürt das Kind die Veränderung?

JUREK, 8 Jahre alt, kann in einer schwierigen Lebensphase schlecht einschlafen, weil ihn zu viele Gedanken beschäftigen. Er externalisiert seine Unruhe als gefräßiges grünes »Augenmonster«, das sich von schönen Gedanken ernährt; es »rülpst schlechte Gedanken aus«, die ihn am Schlafen hindern.

Zusammen mit einem Löwenkönig sucht Jurek nach Geschenken, über die sich das Monster freuen könnte: Es bekommt ein bequemes Bett, eine Angel, um Fische zu fangen (statt gute Gedanken zu essen), und ein Fahrrad, mit dem es sich auf den Weg zum Meer machen kann. Dort sitzt es als kleiner grüner Punkt unter einer Palme und angelt, während Jurek wieder ruhig schlafen kann.

Neubewertung des Problems

Nicht immer ist es nötig, einen Cartoon zu Ende zu führen, häufig entstehen neue Perspektiven schon zu einem frühen Zeitpunkt. Die Fokussierung eigener Wünsche und Bedürfnisse hilft, sich von kritischen Selbstbewertungen freier zu machen und eine akzeptierende Haltung zu sich einzunehmen.

TABEA, 8 Jahre alt, leidet darunter, dass sie schnell in Tränen ausbricht. Oft geht es ihr dann nicht wirklich schlecht, aber

5 Da Problemfiguren oft auch Problemzustände von Eltern abbilden, ist mir dies wichtig, um Kinder in parentifizierten Positionen zu entlasten.

sie sorgt sich wegen der Wirkung auf andere. In einem Cartoon externalisiert Tabea ihr Weinen als »traurige Träne«; als Hilfsfiguren wählt sie ihre Lieblingsband. Dabei erfüllt sie sich einen großen Wunsch: Sie würde sehr gern einmal mit der Band auftreten und malt sich dazu. Eine Fortsetzung ist nicht mehr nötig: Aus der »traurigen Träne« wird eine »tanzende Träne« (siehe Abb. 5 und 6).

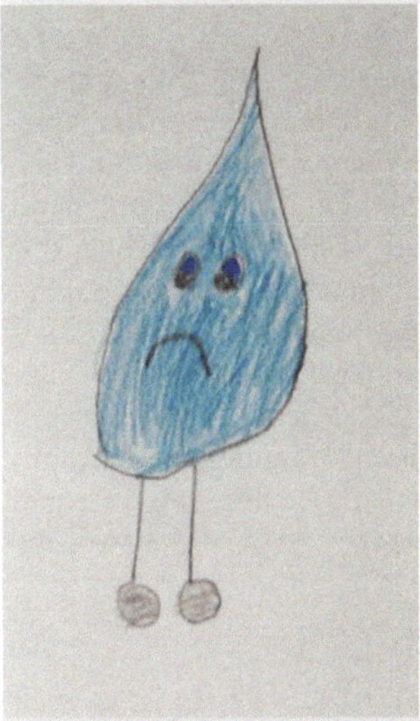

Abb. 5: »Traurige Träne«

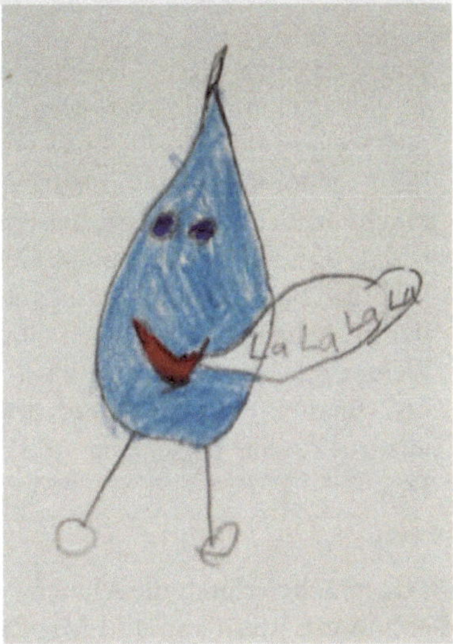

Abb. 6: … und »tanzende Träne«

2.4 Zugang zu verborgenen Anteilen finden

Unwillkürliche Körpersignale nutzen

Manche Bereiche ihres Erlebens sind für Kinder und Jugendliche schwer mitteilbar; teils, weil sie schambesetzt sind, teils, weil sich hierfür schwer Worte finden lassen. Ein Zugang hierzu kann durch die Wahrnehmung entstehen, wie diese nonverbal auf Fragen »antworten«. So kann nachgefragt werden, was ein wippender Fuß zum Thema zu sagen hat; oft unterscheidet sich dies vom zuvor Mitgeteilten oder geht darüber hinaus. Aus Mimik, Körperausdruck und Bewegungen lassen sich »Seiten« ableiten, die für eine Teilearbeit genutzt werden können. Auch Verspannungen und Schmerzzustände können »befragt« werden.

Annäherung durch Liedtexte

Bei Jugendlichen, die sich stark auf Musik beziehen, bieten Songs Zugang zu verborgenen Bereichen des Erlebens:

Jenny da Silva (2014) beschreibt die Arbeit mit TAYLA, einer 15-Jährigen mit selbstverletzendem Verhalten, die zur Therapie den Song »Bring Me To Life« von Evanescence mitbringt. Das hierzu gehörende Musikvideo zeigt eine junge Frau, die von einem Hochhausdach fällt. Die Szene ermöglicht ein Gespräch über suizidale Tendenzen und Taylas Gefühl, innerlich »taub« zu sein. Das Lied bietet aber auch Zugang zu einem Anteil, der sie »wieder ins Leben zurückbringen« und »innerlich aufwecken« will. Zum Ende der Therapie wird Tayla gebeten, nochmals einen Liedtext mitzubringen, der ihren veränderten Zustand ausdrückt: Sie entscheidet sich für »I'm Alive« von Celine Dion.

Gespräche »durch die Mauer«

Bierbaum-Luttermann und Mrochen (2014, S. 92 ff.) ist es wichtig, das Nicht-reden-Wollen als autonome Entscheidung eines Kindes zu respektieren und Scham als »Wächterin der Intimität« nicht zu übergehen. Um dennoch in Kontakt zu belastendem Erleben zu kommen, nutzen sie das Bild einer Mauer, hinter der sich ein verletzter Anteil verbirgt. Behutsam abwartend nehmen sie von außen Kontakt zu ihm auf.

Das Kind wird aufgefordert, die Mauer mit einer Tür zu zeichnen, die zu seinem innersten Bereich führt. Gepanzerte Eisentüren mit Selbstschussanlagen werden mit der Vermutung kommentiert, dahinter müsse »etwas sehr Wertvolles und Schützenswertes sein, wenn es so stark gesichert werde« (a. a. O., S. 94). In Selbstgesprächen wird auf das Wesen hinter der Tür Bezug genommen, bis das Kind für dessen Bedürfnisse eintreten oder sich selbst seinem verletzten jüngeren Anteil zuwenden kann:

»... ich mache mir Gedanken um die kleine Marie, ob es ihr gut geht, ob sie alleine ist und hat, was sie braucht, was jedes Kind braucht und bekommen sollte, ob sie in Sicherheit ist ... manche Kinder erleben Sachen, die nicht gerecht sind, die nicht in Ordnung sind, was sie nicht verdient haben, man müsste sich aufrichtig bei ihnen entschuldigen ...« (a. a. O., S. 95).

Den »Null-Bock« malen oder gestalten

Jugendliche äußern sich auf Fragen oft nur mit einem »Keine Ahnung« oder »Egal«. Auch solchen Begriffen lässt sich eine Gestalt verleihen.

Bei Schulausschlüssen oder anderen Krisen lässt Michael Gross den Teil formen, der für Ärger im Leben sorgt. Ist er externalisiert, fällt es Jugendlichen leichter, über ihre Probleme zu sprechen. Nach einer anfänglichen Faszination für den »Saboteur« kann der Wunsch entstehen, selbst Kontrolle über das eigene Leben zu gewinnen.

»Jan (17) fiel besonders durch seine demotivierte Haltung auf. Seine zweijährige Ausbildung als Heizungsmonteur gefiel ihm nicht mehr. Er hatte den ›Anschiss‹. So bekam Jan den Auftrag, diese selbstgewählte Externalisierung noch schöpferisch umzusetzen. Mit einem Grinsen, was sonst sehr selten in unseren Gesprächen Platz fand, legte er den Anschiss auf den Tisch. Es war nun möglich, in gewissen Gesprächsphasen den Anschiss wegzulassen und zu erkunden, welche anderen Ideen und Zukunftsperspektiven in Jans Kopf herumkurvten. Er suchte sich [...] eine weitere Lehre als Maler, auf die er sich freute« (Gross 2007, S. 184).

2.5 Innere Anteile in Verbindung bringen

Teilearbeit mit Handpuppen

Ein zentrales Anliegen vieler Teilekonzepte besteht darin, innere Anteile miteinander in Kontakt zu bringen. In der hypnosystemischen Teilearbeit mit Handpuppen nutzen Mrochen und Bierbaum-Luttermann (2014) hierzu Tierfiguren:

- Zunächst wählt das Kind eine Handpuppe, die zu seinem Problem passt. Im Gespräch mit ihr werden deren Vorlieben und Besonderheiten erfragt (vgl. Abschnitt 1.3); allein die Zuwendung zu dem sonst abgelehnten Anteil wirkt oft erleichternd.
- Anschließend wird die positive Absicht hinter dem Problemverhalten herausgearbeitet: »Tiger, woran merkst du eigentlich, dass Tobi dich braucht?« – »Tiger, weiß Tobi überhaupt, wobei du ihm hilfst?«
- Ist die Problemseite ausreichend exploriert, wählt das Kind eine Handpuppe für ein entgegengesetztes Verhalten und Erleben. Auch diese wird befragt, um ihre Ressourcen und ihre Bedeutung für das Kind zu erfassen.
- Danach nimmt das Kind beide Puppen auf die Hände. Die Fragen der Therapeutin zielen nun darauf ab, die Handpuppen in einen Dialog zu bringen und ein gegenseitiges Verständnis zu fördern. Es wird betont, dass beide etwas Wichtiges für das Kind tun.

Die Arbeit kann mit der Aufforderung enden, für einen Moment die Augen zu schließen und sich einen Lichtbogen oder eine Brücke vorzustellen, über die Ratschläge, Fähigkeiten und gute Wünsche hin- und herfließen können; dorthin, wo sie gebraucht werden, damit es dem Kind besser geht.

Alternativ kann das Kind auch die Arme überkreuzen und die Handpuppen wie in einer Selbstumarmung an sich drücken, sodass es sie dicht an seinem Körper spüren kann.

Teilearbeit mit Symbolen

Mit Jugendlichen lässt sich eine solche Teilearbeit analog mit Symbolen durchführen, die imaginiert oder als Gegenstand in die Hand genommen werden.

- Zu Beginn wird dazu aufgefordert, die Hände zu öffnen und nachzuspüren, in welche Hand das Problem eher passen könnte.
- In die andere Hand wird ein hilfreicher Teil platziert, der mit einer Zielvorstellung verbunden ist.
- Auch hier werden die gewählten Symbole anschließend miteinander in Verbindung gebracht.

Sind Jugendliche demotiviert und in destruktivem Verhalten gefangen, kann als Problemzustand der »Null-Bock« externalisiert werden. Begleitet werden mag dies mit dem Kommentar: »Bisher hatte dein Problem dich in der Hand ... jetzt hast du dein Problem in die Hand genommen« (Bierbaum-Luttermann u. Mrochen 2014, S. 97). Um von hier aus in Kontakt mit einer Ressource zu kommen, wird folgende Formulierung verwandt:

> »Gibt es irgendwo in dir, vielleicht hier in deinem Hinterkopf oder in deinem Brustkorb, ganz klein und geheim, nur für dich die Idee oder den Wunsch: ›Ich möchte gern ein (von meinen Lehrern, Mitschülern ... usw.) respektierter, durchschnittlich erfolgreicher Schüler, ein respektiertes Mädchen / ein respektierter Junge sein, ein normaler und seelisch intakter Jugendlicher?‹ Gibt es diesen Wunsch, diese Idee als den winzigen Rest einer alten Fantasie, die dir irgendwann abhandengekommen ist und mit der du wieder Kontakt aufnehmen möchtest, irgendwie?«

Nach einer Bestätigung durch ein ideomotorisches Signal wird aufgefordert:

> »[...] dann finde eine Metapher, ein Symbol, und leg es in die andere Hand« (a. a. O., S. 99).

Ressourcentransfer mit dem »Kraftsprung«

Kindern ist oft in einem Lebensbereich eine Fähigkeit versperrt (wie Konzentrieren bei einer Klassenarbeit), zu der sie in anderen Kontexten durchaus Zugang haben (höchste Aufmerksamkeit, um als Torwart einen Ball zu fangen). Die Ressource kann geankert und bei einem »Kraftsprung« mit in die Problemsituation genommen werden[6].

6 Kennengelernt habe ich diese Arbeit 2010 bei Birgit Steiner-Backhausen im M.E.G.-Curriculum »Systemische und hypnotherapeutische Konzepte in der Arbeit mit Kindern und Jugendlichen«.

Im Sandspiel kann ein Ressourcentransfer auch szenisch umgesetzt werden (Brächter 2014a):

- Problem- und Ressourcensituation werden in zwei Hälften des Sandkastens aufgebaut.
- Vor dem Kasten werden auf dem Boden Kreise aus farblich passendem Baumwollgarn für die beiden damit verbundenen Ich-Zustände ausgelegt.
- Das Kind stellt sich nacheinander in die Kreise hinein, spürt, wie sich sein Körper anfühlt, wie die Atmung geht und welche Haltung es einnimmt.
- Anschließend ankert es das gute Gefühl im Ressourcenkreis und nimmt es bei einem »Kraftsprung« mit in den Problemkreis; jüngere Kinder können dabei ein Krafttier im Arm halten.
- Die Problemszene im Sandkasten wird so umgestaltet, wie es dem veränderten Erleben nach dem Kraftsprung entspricht.
- Als Erinnerung lassen sich die Baumwollfäden zu einem Armband verbinden.

Silvia Eberhardt (2018, S. 240 f.) beschreibt ihre Arbeit mit Selina, 10 Jahre alt, die vor vier Jahren nach Deutschland kam, nach häuslicher Gewalt mit ihrer Mutter ins Frauenhaus floh und sich nach einem erneuten Schulwechsel sehr unglücklich fühlt. Als sie von ihrer Angst berichtet, den Klassenraum zu betreten, wo sie beschimpft werde und weine, wird ihr ein Ressourcentransfer angeboten.

»Im Sandspiel stellt Selina in einer Hälfte des Sandkastens das beherrschende Gefühl in der Schulsituation dar. Stellvertretend dafür versteckt sich ein kleiner Hase in seiner Hütte. Selina berichtet hierzu, sie wäre am liebsten unsichtbar und verspüre große Traurigkeit und Angst.

In der zweiten Sandkastenhälfte stellt Selina das Gefühl aus einer Lebenssituation, in der sie Leichtigkeit verspürte, als fröhlichen und frechen Delfin dar. Nach Fertigstellung dieses Sandbildes erzählt sie von Aufführungen im Sportverein ihrer alten Heimat und dem damit einhergehenden Gefühl von Stärke und Mut. [...]

Das dritte Bild zeigt schließlich die Auflösung der Ursprungssituation unter Zuhilfenahme der gefundenen Kraft: Der Hase sitzt trotz der Anwesenheit anderer Tiere außerhalb der Hütte, diese halten Abstand, sind freundlich und ungefährlich.«

Ein besonders kraftvoller Moment entsteht, wenn in Gruppen alle Kinder gleichzeitig springen. Zuvor gemalte Bilder von Ressourcensituationen werden dabei als Startpunkt in einer Reihe ausgelegt (Brächter u. Fleming 2009).

Den Weg gestalten: Das Arbeiten mit Bildkarten

Übergänge von Problem- zu Lösungszuständen können auch mithilfe von Bildkarten gestaltet werden (Brächter 2010).

- Dabei werden zunächst zwei Bilder ausgesucht: eins für einen Zustand, den ein Kind hinter sich lassen möchte, und eins für einen gewünschten Zustand.
- Legt man die Karten links und rechts auf ein Blatt, entsteht dazwischen ein Raum, der gestaltet werden kann.

Tobias, 12 Jahre alt, wählt für den Problemzustand ein Boot, das im Dunkeln in einem Kanal liegt. Sein Wunschbild zeigt eine freundliche Landschaft an einem Bergsee, an dem er mit seiner Familie gern picknicken würde. Beim Malen wirft eine schwarze Gestalt einen Schatten auf das Boot; atmosphärisch erinnert sie an belastende Erfahrungen der Eltern, die für Tobias im Dunkeln liegen.

Bei der Gestaltung des Übergangs nutzt Tobias die Idee einer Taschenlampe. Er richtet sie nicht auf die Vergangenheit, sondern auf seine Zukunft: Die rechte Bildseite wird in ein helles Licht getaucht, sodass ein Weg zum Bergsee gut zu finden ist.

Über den Fluss: Vom Problem- ins Wünscheland

Peter Allemann (2014) stellt sich zu Therapiebeginn gern als Fährmann vor, der Kinder auf die andere Seite eines Flusses bringt, wo es neue Länder zu entdecken gibt: ein »Mut-Land«, ein »Schlaf-

Land« oder ein »Freundschafts-Land«. Der Fluss wird mit Tüchern im Raum ausgelegt; er kann im Spiel überquert werden, um sich am anderen Ufer umzuschauen und Neues zu erfahren. Karten des neuen Landes können gezeichnet werden.

LARS, 10 Jahre alt und in der Schule eher isoliert, skizziert mit seinem jüngeren Bruder und den Eltern ein Freundschafts-Land mit »dem Adlerfelsen mit dem Fernrohr, einem guten Beobachtungsposten; der Zirkuswiese, auf der sich Zauberer, Künstler und Musikanten treffen; der gemütlichen Hängematte, wohin man sich zurückziehen kann; der Ideensäule; dem Beutel mit Steinen und Glaskugeln zum Spielen; der Quelle mit dem Mutwasser; usw.« (a. a. O., S. 122).

Bildhaft werden Lösungsideen angeregt, die im »So-tun-als-ob« erprobt werden. Es entsteht ein »Möglichkeitsraum«, in dem Kinder neue Seiten an sich entdecken.

Problemland und gewünschtes Land können auch gemalt werden. Durch ein Loch in einer imaginären Wand lässt sich anschließend ein Blick auf den gewünschten Zustand werfen: Was könnte man von dort mitnehmen, damit es schon ein bisschen so ist wie im »Wünscheland«?[7]

Hindernisse überwinden: Das Ressourcenbrettspiel

Beim Ressourcenbrettspiel (Mills u. Crowley 1998) werden Hindernisse mithilfe von Ressourcenkarten überwunden. Die gewählten Symbole für Hindernisse wie Ressourcen werden auf Bildebene belassen und nicht auf den Alltag bezogen, um auf unbewusster Ebene wirken zu können.

- Zunächst imaginiert das Kind ein ihm wichtiges Ziel und zeichnet es in die Ecke eines großen Blattes.
- Den Weg dorthin gestaltet es mit Würfelfeldern und malt drei Hindernisse hinein.

7 Diese Anregung von Allemann entstammt einem Seminar im M.E.G.-Curriculum »Systemische und hypnotherapeutische Konzepte in der Arbeit mit Kindern und Jugendlichen« (2011).

- Auf Karten zeichnet es anschließend drei hierzu passende Ressourcen. Sie werden mit Zahlen versehen, die erwürfelt werden müssen, um weiterzugehen.

Erica, 8 Jahre alt, zeichnet als Hindernisse einen Sumpf, eine verlassene Höhle und einen Alligator. Als Ressourcen malt sie eine Leiter, um aus dem Sumpf zu steigen, ein Auto, um aus der Höhle zu kommen, und ein Pferd, auf dem sie über den Alligator springen könnte (a. a. O., S. 227).

Während des Zeichnens können vonseiten der Therapeutin bestärkende Suggestionen eingestreut werden: »Es ist gut zu wissen, dass *du nun alle die Dinge hast, die dir dabei helfen können*, jene Hindernisse zu überwinden« (a. a. O., S. 226).

2.6 Das »innere Team« neu gruppieren

Skulpturen der »inneren Familie« und »innerer Bus«

Innere Anteile lassen sich in einer Skulptur aufstellen; im Sandkasten kann dabei auch die Umgebung zwischen den Figuren gestaltet werden. Anteile können in unterschiedlichen »Klimazonen« leben; sie können auch durch Gebirgszüge voneinander getrennt sein. Analog zur Arbeit mit Familienskulpturen lässt sich erkunden, wie es den Figuren geht, was sie brauchen oder sich wünschen (Brächter 2022).

Jugendliche, die eine solche Arbeit oft spannend finden, gelangen hierbei in eine beobachtende Position zu ihren Anteilen. Impulse aus der Außenperspektive fließen in die Umgestaltung zu einer Wunschskulptur ein: Brücken und Verbindungswege entstehen, oft wird die Landschaft grüner.

Skulpturen innerer Anteile können sich auch auf spezifische Lebenssituationen beziehen: Wer steht im Vordergrund und reagiert, wenn Lehrer:innen ein Kind zurechtweisen? Welche Positionierung der Anteile wäre günstig, um bei Streit in der Pause ruhiger zu bleiben?

Nutzen lässt sich hierbei auch das Bild eines »inneren Busses« (Bierbaum-Luttermann u. Mrochen 2014): Wer sitzt am Steuer, wenn eine bestimmte Landschaft durchfahren wird, und bestimmt die Richtung? Wie alt ist dieser Anteil und ist er der Aufgabe gewachsen? Wer hätte vielleicht mehr Überblick?

Abgelehnte Anteile integrieren

Manche Kinder sind stark mit Ich-Zuständen identifiziert, die sie an sich ablehnen. In Skulpturen des inneren Teams können ihnen ressourcenreiche Anteile zur Seite gestellt werden. Fragen, wer ein Kind »noch ist«, wirken bereits entlastend. Beispiele anderer Kinder können angeführt werden: Manche mögen Tiere, spielen gern Fußball, helfen anderen ...

Hanno, 8 Jahre alt, bezeichnet sich als »Schläger«, den er durch einen Cowboy mit gezückter Pistole darstellt. Auf der Suche nach anderen Seiten an sich entdeckt er einen »praktischen Helfer«, weiterhin einen Anteil namens »Sozialamt«, da er gern mit anderen teile.

Im Gespräch zeigt sich die gute Absicht des »Schlägers«, Hanno zu schützen. Er wird jedoch wie »ferngesteuert« aktiviert, wenn sich ihm jemand auf bestimmte Art nähert. Wir symbolisieren dies durch eine Schnur zu einem potenziellen Gegner, die Hanno gern durchtrennen würde. Er ist erleichtert über die Einbettung des Anteils in ein inneres Team, in dem ein Ritter auf einem Pferd den Überblick behält.

Wie zu vermuten, ist der »Schläger« nach Gewalt in der Familie entstanden. Skulpturen wie die obige eignen sich auch zur Information über Traumafolgen. Sie bieten eine erste Orientierung im inneren System und können Selbstabwertungen entgegenwirken.

Leiden Kinder sehr unter einem nicht kontrollierbaren Ich-Zustand, kann nach Szenarien geschaut werden, in denen sich dieser nicht bedroht fühlt und entspannen kann (Brächter 2014 b):

Denis, 6 Jahre alt, beschreibt seine Wut als so groß, dass er oft nicht mehr zwischen Wut und Liebe unterscheiden könne. Er externalisiert seine Wutausbrüche durch einen Dinosaurier, der seine eigene Figur weit überragt: Er wisse nicht, wann es nicht nötig sei, sofort zuzuschlagen, dazu habe er »ein zu kleines Gehirn«.

Geschützt an einem sicheren Ort erscheint ein Hase, der ungefährlich genug ist, um sich dem Dinosaurier zu nähern. In einer Skulptur stehen anschließend beide neben Denis. Er fügt noch einen Engel hinzu, da jetzt auch die Liebe wieder sichtbar sei. Der Dinosaurier kann nun kleiner werden und verwandelt sich in ein Dinosaurierkind (siehe Abb. 7).

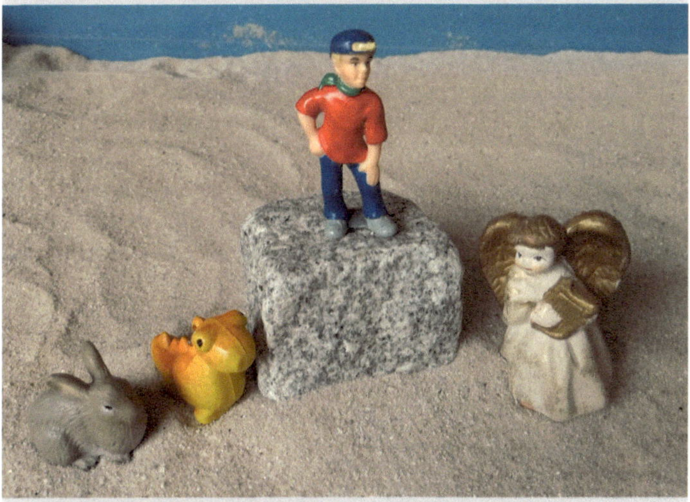

Abb. 7: Die Liebe kann wieder sichtbar werden.

Problemen einen neuen Platz zuweisen

Werden Probleme im Raum lokalisiert, ist es möglich, sich ihnen gegenüber neu zu positionieren.

Eine Problemfigur aus Ton kann beispielsweise so im Raum aufgebaut werden, dass sich das Kind mit ihr besser fühlt. Hierzu kann weiteres Gestaltungsmaterial zur Verfügung gestellt werden. In einem Gruppensetting (Brächter und Fleming 2009, S. 116 f.)

können dabei entstehende Skulpturen wie in einer Ausstellung angeschaut werden; Impulse anderer Kinder können aufgenommen werden.

Zunächst geht es oft darum, bedrohliche Figuren einzuzäunen; Problemfiguren können aber auch eine neue Bedeutung erhalten:

KONSTANTIN externalisiert seine Wutzustände als Vulkan, aus dem Lava quillt. Er stellt ihn unter einen Stuhl, den er zu einem Bergwerk umgestaltet. Der Vulkan wird zu einer Energiequelle, mit dem wertvolles Metall nach oben befördert wird. Raubtiere bewachen die gewonnenen Schätze.

Wird zur Problemfigur auch eine »Wohlfühlfigur« geformt, können beide Zustände in ein neues Verhältnis gesetzt werden:

SIMON formt seine Angst als Loch, in das er zu fallen droht; als Wohlfühlfigur entsteht ein Fußball, der das Loch genau abdeckt. Ist er mit seinen Ressourcen verbunden, geht seine Angst zurück.

ANNA baut als Angstfigur einen Hund mit scharfen Zähnen, da sie Angst vor Hunden hat. Später stellt sie ihn als Wachhund vor das Gebiet eines zarten, kleinen Vogels, ihrer Wohlfühlfigur. Bildhaft verwandelt sich ihre Angst in die Bereitschaft, für ihre eigenen Grenzen einzutreten.

2.7 Körperliche Zugänge in der Teilearbeit

Probleme im Körper lokalisieren

Kinder gewinnen Zugang zu Problemfiguren oft durch die Frage, wo sie ihre Wut oder Angst im Körper spüren. Mit den dabei entstehenden Bildern kann auch auf Körperebene weitergearbeitet werden.

- Eine einfache Möglichkeit hierzu bietet die Anregung, für den Problemort im Körper eine passende Farbe zu finden.

- Anschließend wird nach einem Bereich des Körpers gesucht, der sich möglichst angenehm anfühlt; auch ihm wird eine Farbe zugeordnet.
- Es wird imaginiert, wie die Wohlfühlfarbe von dort ausströmt, bis sie den Problemort erreicht und den ganzen Körper füllt. Oft vermischen sich die Farben, die Problemfarbe wird schwächer oder kann aus dem Körper abfließen.

Marlene leidet unter starken Perfektionsansprüchen; aus Angst, für die Schule nicht genug vorbereitet zu sein, kann sie nachts schlecht schlafen. Den damit verbundenen Druck spürt sie vor allem in Nacken und Schultern; als Farbe passt hierzu ein dunkles Braun. Im Bauchraum fühlt es sich dagegen warm und frei an. Hierzu assoziiert sie ein helles Orange, das sich während der Imagination ausbreitet, das Braun aufhellt und fast verschwinden lässt.

Im Anschluss wirkt Marlene fröhlich und gelöst. Die Farbimagination nutzt sie, wenn sich ihre Grübelgedanken abends wieder einschleichen.

Eine Reise zu Tieren, die im Körper wohnen

Einen spielerischen Zugang zu Ich-Zuständen bietet eine Körperreise[8], die in einer leichten Trance durchgeführt werden kann. Das Kind legt oder setzt sich dazu bequem hin und spürt in die benannten Teile des Körpers hinein:

- »Welches Tier begegnet dir in deinem Kopf? Im Hals? Im Brust- und Herzbereich? Im Bauch? Im Becken? In den Beinen? In den Armen? Schwebt auch ein Tier über deinem Kopf?«
- Die Tiere, die auftauchen, werden jeweils direkt angesprochen und gefragt: »Wie lebst du dort und wie geht es dir?«
- »Gibt es etwas, was du brauchst oder ändern möchtest?«

8 Die Körperreise habe ich in einer Weiterbildung in Gestalttherapie mit Kindern am Analytischen Gestaltinstitut in Bonn kennengelernt; der Platz über dem Kopf bezieht sich dabei auf eins der »Chakren« als Energiezentren. Die Trance ist bei Traumatisierungen nicht geeignet.

- »Hast du eine Botschaft für [Name des Kindes], etwas, was du ihr/ihm sagen möchtest?«

Häufig tauchen Tiere auf, die über Kraft und Beweglichkeit verfügen, während andere Körperregionen mit Problemerleben assoziiert sind. Im Hals kann dies ein Gefühl von Enge sein, oft verbunden mit dem Bild eines Frosches, der in die Freiheit will. Im Bauchraum können sich Tiere nach Schutz und Ruhe sehnen.

Anschließend kann imaginiert werden, wie ressourcenreiche Tiere den bedürftigen zu Hilfe kommen und sich das innere Team neu gruppiert.

Lara (17) berichtet, dass sich auf ihrem Kopf ein Adler festkrallt, der sie kontrollieren will und Impulse der anderen zu beherrschen versucht. Wildpferde in ihren Beinen möchten frei durch die Gegend laufen. Im Bauchraum wohnt, verbunden mit Wärme und Kraft, ein großer Bär; im Beckenraum schwimmt ein Delfin. Lara stellt sich vor, wie sich die Tiere dem Adler gegenüberstellen und ihre Botschaft verkünden: »Such dir einen anderen Landeplatz!« Während sie die Szene imaginiert, ist der Adler bereits aufgeflogen und schaut von einem Ast auf sie herab. Er könnte zu einem Kundschafter werden, der ihr vorausfliegt und ihr Rat erteilt.

»Kuscheltieratmung« und »innere Externalisierung«

Körperlich erlebbare Problemzustände lassen sich an Tierfiguren delegieren, die anschließend »behandelt« werden. Bei der »Kuscheltieratmung« werden Unruhe und Anspannung auf ein Stofftier projiziert, das beruhigt werden muss. Das Kind legt sich dazu auf den Rücken, nimmt ein Kuscheltier auf den Bauch und atmet so tief, dass das Tier sich auf und ab bewegt. Eltern können mit einem eigenen Tier mitmachen und auch von der Ruhe profitieren.

Aus Japan stammt die Geschichte eines Wurms (»Kan-No-Mushi«), der bei jedem Kind im Bauch lebt, manchmal ärgerlich wird und für unangemessenes Verhalten sorgt (Tomm, Koji u. Kazuko 1990). Zusammen mit dem Kind wird nach Möglichkeiten gesucht, den Wurm zu beruhigen. Einen solchen Umgang mit

Problemzuständen charakterisiert Karl Tomm als »innere Externalisierung«: Person und Problem werden voneinander getrennt, das Kind behält jedoch die Verantwortung dafür, wie es mit dem Problem umgeht.

> Gudrun Sickinger (2007) berichtet von der erfolgreichen Nutzung des Konzepts bei KEVIN, einem fünfjährigen Jungen, der im Kindergarten durch starke Aggressionen auffiel. Sein Verhalten wurde den Kindern damit erklärt, dass Kevin noch nicht wisse, wie er seinen »ärgerlichen Wurm« beruhigen könne. Sie sammelten daraufhin Ideen, was dem Wurm helfen könnte. Wenn sie bemerkten, dass er unruhig wurde, sollten sie Kevin fragen, was er brauche. Kevin wurde dann beispielsweise in der Hängematte geschaukelt, um seinen Wurm zu beruhigen.

Kopf, Herz, Bauch – Probleme aus unterschiedlichen Perspektiven wahrnehmen

Kopf, Herz und Bauch bezeichnen oft unterschiedliche Teile des Erlebens. Gabriele von Witzleben (2021) ordnet ihnen in ihrem Buch *Das triadische Prinzip* Orte im Raum zu. In der Arbeit mit Bodenankern richtet man die Aufmerksamkeit auf die jeweiligen Körperzentren und spürt reihum, was der Bauch (das Herz, der Kopf) zu einem Anliegen sagt.

Mit jüngeren Kindern beziehen sich Bierbaum-Luttermann und Mrochen (2019, S. 123 ff.) auf ein Kinderbuch von Helme Heine (2000): »Professor Kopf«, »Dick Bauch« und »Rosi Herz« werden darin als Freunde vorgestellt, die einen das Leben lang begleiten. Wichtig sei, dass sie miteinander in Verbindung blieben: »Wenn sie nicht mehr miteinander reden, dann wirst du krank.« Um mit den Anteilen in Kontakt zu treten, werden sie durch Handpuppen verkörpert.

Bei älteren Kindern und Jugendlichen nutzen die Therapeut:innen eine Zeichnung, bei der Bauch, Herz und Kopf als Kreise übereinander gemalt werden und durch Energieflüsse verbunden sind. Ihrer Erfahrung nach korrespondiert der »Kopf« mit dem Bedürfnis nach Sicherheit und Kontrolle, das »Herz« mit Bindung, Zugehörigkeit und Verbundenheit und der »Bauch« mit

Selbstgefühl, Intuition, Lust und Autonomie. Anhand des Modells lässt sich zeigen, in welcher Körperregion ein Problem am stärksten spürbar ist und von wo aus Entscheidungen getroffen werden.

Im Fallbeispiel zu einer anorektischen Symptomatik beschreibt eine Jugendliche, dass ihre Angst »total im Kopf« sitze. Ihn zeichnet sie überproportional groß; der Bauch gerät klein und wird durchgestrichen. Die Zeichnung bietet einen Einstieg in die Themen Kontrolle, Zugehörigkeit und Selbstbestimmung (Bierbaum-Luttermann u. Mrochen 2019, S. 126).

»Ressourcengymnastik«

Gunther Schmidt (2003, 2004) verbindet in der »Ressourcengymnastik« Körperhaltungen, die mit einem Problemzustand und einem gewünschten Zustand einhergehen.

- Zunächst wird exploriert, wie sich der Körper im Problemzustand anfühlt: Ist die Haltung aufgerichtet oder gebeugt? Sind die Schultern hochgezogen? Wie geht die Atmung?
- Anschließend wird nach einer Situation gesucht, in der man sich wohl und entspannt fühlt; auch hier werden Körperhaltung und Atmung erfragt.
- Sind beide Zustände ausreichend erspürt, wird der Übergang geübt, bis er sich eingeprägt hat. Sinkt ein Kind beispielsweise im Problemzustand leicht zusammen, kann es sich bewusst aufrichten.
- Es wird empfohlen, dies im Alltag so lange zu wiederholen, bis das unwillkürliche Einnehmen der Problemhaltung zu einem »Erinnerungswecker« für erwünschtes Erleben wird.

3 Konzepte zur Teilearbeit bei verschiedenen Symptomen

3.1 *Teilearbeit bei Ängsten*

Ängsten entgegengehen – der Scheinriese Herr Tur Tur

Ängste werden größer, wenn man ihnen ausweicht. Anschaulich externalisiert Michael Ende (1962) dies durch den Scheinriesen Herr Tur Tur:

Als Jim Knopf und Lukas der Lokomotivführer eine Wüste durchqueren, um eine Prinzessin aus der Drachenstadt zu befreien, sehen sie vor sich eine furchterregend große Gestalt. Sie rücken von ihrem Plan jedoch nicht ab und setzen ihren Weg fort. Je mehr sie sich der Gestalt nähern, umso kleiner wird sie: Sie begegnen Herrn Tur Tur, der nur aus der Ferne riesig wirkt.

Die Geschichte lässt sich gut nutzen, um mit Eltern und Kindern über den Umgang mit Ängsten zu sprechen und dazu zu ermutigen, ihnen nicht länger aus dem Weg zu gehen.

Externalisierung der elterlichen Haltung zur ängstlichen Seite des Kindes

Ängste entstehen oft in einem interaktionellen Familienprozess und werden von ungünstigen Mustern aufrechterhalten. Entsprechend ist es sinnvoll, Eltern in die Therapie einzubinden und zu reflektieren, welche Ich-Zustände bei ihnen durch die ängstliche Seite des Kindes aktiviert werden. Dies kann auch in einem Gruppensetting sehr fruchtbar sein, wie zum Beispiel in der begleitenden Elternarbeit zu einer »Mutmachgruppe« (Brächter u. Fleming 2009, S. 118):

> »Beim [...] Elternabend wählen die Eltern aus einem Korb mit Tierfiguren ein Symbol aus, das ihre Haltung zum Problem des Kindes am besten widerspiegelt. Nacheinander stellen sie vor, was die gewählten Tiere für sie bedeuten. Die Exter-

nalisierung der elterlichen Haltung gegenüber der ängstlichen Seite des Kindes ermöglicht ein Nachdenken über die Wechselwirkungen, die zwischen beiden bestehen. Steht beispielsweise der Elefant, der das Kind vor den Widrigkeiten der Außenwelt abschirmen möchte, dessen eigenen Entwicklungsschritten im Weg? Was würde sich ändern, wenn die Kuh aufhören würde, das Kind anzustupsen, und darauf vertraute, dass es von allein weitergeht? Wie kann der Vater der Mutter dabei helfen, das Känguru langsam aus dem Beutel zu entlassen? Wie zufrieden sind die Eltern mit der von ihnen gewählten Rolle, in welches Tier würden sie sich lieber verwandeln? Diese Arbeit rührt oft tiefe Gefühle bei den Eltern an, es wird geweint und gelacht. Veränderungsprozesse in der Beziehung zum Kind werden angestoßen.«

Die »Zähmung der Monster« nach Michael White

Michael White (1986) hat eine Vorgehensweise bei Kinderängsten entwickelt, die ebenfalls die Familie einbezieht. Ängste werden zunächst als »Monster« vorgestellt und das Kind wird gebeten, sie zu malen. Dies sei als erster Schritt notwendig, um die Monster zu fangen und zu zähmen. Nach einem externalisierenden Gespräch über Muster, die rund um die Ängste entstanden sind (vgl. Abschnitt 8.3), wird der Familie ein Ritual zur »Zähmung der Monster« vorgeschlagen:

- Da Monster nachts furchterregender sind, soll das Kind die Monsterbilder abends in eine Schachtel legen, sie gut zubinden und weit vom Schlafplatz entfernt befestigen, falls die Monster ein »Riesenspektakel« machen. Es soll es seine Turnschuhe bereithalten, um die Monster einzufangen, falls sie ausreißen wollen.
- Morgens sollen die Angstmonster herausgelassen werden, damit sie sich auch einmal bewegen können und lustiger werden.
- Die Eltern werden aufgefordert, die »Monsterzähmung« in einem Fotoalbum zu dokumentieren; Fotos von angstfreien Situationen im Leben des Kindes werden hinzugefügt. In der Therapie wird geschaut, welche Fotos das Kind am furchtlosesten zeigen.

- Die Eltern sollen täglich notieren, welche Versuche die Ängste gemacht haben, sie erneut als »Angstbeobachter« einzubinden, und ob sie es geschafft haben, diesen Einladungen zu widerstehen.
- Abschließend erhält das Kind ein »Monsterjägerdiplom«, das nur Kinder mit ausreichend großer Angst erlangen können.

JULIAN, 5 Jahre alt, ist sehr davon angetan, auf diese Art auf Monsterjagd zu gehen. Er beginnt sofort, seine Angstmonster zu malen; in der nächsten Therapiestunde werden sie in eine Schachtel gepackt, die die Eltern besorgt haben. Julians Monster brauchen tagsüber jedoch keine Bewegung, sie haben Hunger. Julian malt eifrig einen großen Haufen Brötchen, die er den Monstern abends in die Kiste legt. Die Eltern nehmen Anteil an dem Ritual, die Ängste bilden sich zurück.

»Riddikulus-Zauber« und Veränderungsimagination

Angst zu externalisieren und die dabei entstandene Figur lustvoll zu verändern, kann viel von ihrem Schrecken nehmen. Der »Riddikulus-Zauber«, den Harry Potter von Professor Lupin lernt, nutzt diese Möglichkeit und hilft, Kinder aus einem ängstlichen Ich-Zustand herauszuführen: Lässt man Irrwichte aus einem Schrank heraus, nehmen sie die Gestalt an, die man am meisten fürchtet. Ein Irrwicht, der Gelächter statt Angst hervorruft, zerplatzt jedoch wie eine Seifenblase.

> »Der Zauber, der einen Irrwicht vertreibt, ist einfach, aber er verlangt geistige Anstrengung. Was einem Irrwicht wirklich den Garaus macht, ist nämlich Gelächter. Ihr müsst versuchen ihn zu zwingen, eine Gestalt anzunehmen, die ihr komisch findet« (Rowling 1999, S. 141).

Auch ohne Zauber lassen sich Angstfiguren imaginativ verändern; dabei können alle Sinneskanäle angesprochen und einbezogen werden:

»DANIELLA, 13 Jahre alt, hat Angst in der Schule, vor allem bei mündlichen Prüfungen oder wenn sie aufgerufen wird und insbesondere bei einem bestimmten Lehrer. Sie personifiziert diese Angst als großes, längliches Monstergesicht [...]. Von der Physiognomie, der Nase und dem Hut her besteht eine gewisse Ähnlichkeit mit Lord Voldemort aus *Harry Potter.* Je näher er kommt, umso größer wird das Gesicht, umso glühender die Augen, umso grässlicher der Mund, aus dem es atemberaubend stinkt. Die Stimme ist messerscharf. Sie nennt das Gesicht ›Angstekel‹. Auf die Einladung, das Gesicht nun lustvoll in allen Details zu verändern, lässt sie es als Erstes in der Größe schrumpfen, verändert die Farbe (allmählich bunter) und die Konsistenz zu letztendlich flauschig weich. Schließlich gelangt sie zur Vorstellung eines kleinen, flauschig weichen Bällchens in bunten Farben, wohlig nach ihrem Lieblingsparfum duftend, eine kecke Melodie spielend, wenn sie daraufdrückt, und mit dem sie spielen oder es auch herumwerfen kann, je nach Lust und Laune. Sie nennt es ›Quietschbällchen Pflaumi‹. Dieses Bällchen visualisiert sie nun nochmals in einer leichten Trance, die dazugehörenden Emotionen (insbesondere das Lächeln) werden vertieft, und dieses neue Bild nimmt sie mit in die Schule« (Wirl 2014, S. 141 f.).

3.2 *Teilearbeit bei Zwängen*

Stärkung der inneren Beobachterin

Die Redewendung, von Zwängen »beherrscht« zu werden, impliziert bereits ein Teilemodell: Neben den Zwängen gibt es einen Teil, der sich gegen sie nur schwer behaupten kann. Um der steuernden Instanz wieder mehr Raum zu geben, ist es wichtig, in eine Metaposition gegenüber den Zwängen zu gelangen. Statt Zwangsgedanken aufhalten zu wollen, können sie zunächst als solche wahrgenommen und registriert werden; bereits dies beinhaltet eine Distanzierung. Hansruedi Ambühl[9] bietet hierzu eine Lastwagenmetapher an: Man imaginiert, von einem bequemen

9 Beispiel aus einem Wahlseminar in der Weiterbildung in Psychoanalytisch-Systemischer Therapie; APF Köln.

Liegestuhl aus auf eine Autobahn zu schauen; ab und zu fährt zwischen den Autos ein Lastwagen vorbei, für den man einen Strich auf eine Liste malt.

Die verwendeten Bilder können individuell zugeschnitten werden: In einer Qigong-Meditation sind Gedanken eine »Horde wilder Affen«, die man an sich vorbeiziehen lässt.

Rückeroberung des eigenen Raums

Rüdiger Retzlaff (2019, S. 118 ff.) nutzt eine »Landkarte des Problems«, die den Einfluss der Zwänge auf das Leben des Kindes zeigt.

- Das Kind zeichnet eine Insel, wählt Figuren für sich und den Zwang, stellt sie auf die Insel und markiert, welchen Teil des Gebiets der Zwang beherrscht.
- Es wird erkundet, wie es dazu kommen konnte, dass sich der Zwang so ausgebreitet hat, wie Angehörige und Freund:innen hierauf reagierten und was passieren müsste, damit noch mehr Raum an ihn verloren geht.
- Anschließend wird das Kind aufgefordert, zu zeigen, wie viel Raum es gern für sich hätte.
- Vor einer Suche nach Hilfsfiguren wird eine mögliche nützliche Seite des Zwangs erfragt: »Überlege auch, ob du ihn wirklich ganz loshaben willst. Vielleicht kann er sich ja wandeln in eine gute Vorsicht?«

Im Fallbeispiel hat ein Neandertaler den größten Teil einer Insel erobert, die eigentlich einem Orang-Utan gehört. Dem Orang-Utan werden Hilfsfiguren, Stellvertreter:innen der Eltern und eine Zauberfee zur Seite gestellt. Sie schaffen es, den Neandertaler zurückzudrängen, der sich in einen kleinen Tiger verwandelt. Ein Panda und ein Kaninchen kommen als neue Freunde hinzu.

Zwangsgedanken in die Freiheit schicken

Wenn man Zwangsfiguren körperlich lokalisiert, »wohnen« sie meist im Kopf. Da sie weite Teile des Lebens beherrschen, werden sie gleichzeitig als groß imaginiert. Dies legt die Vermutung nahe, dass es dem »Zwangsmonster« im Kopf zu eng ist und es eigentlich hinaus möchte. Verkleinerungsimaginationen und Trancereisen zu passenderen Umgebungen können sich anschließen.

Luca, 11 Jahre alt, leidet unter wiederkehrenden bedrängenden Gedanken. Bei den Hausaufgaben seien sie wie eine Stimme im Kopf, die ihm sage, dass er nichts schaffen werde; er beginne dann zu schreien. Er externalisiert die Gedanken als grünes Monster; in einem Cartoon wird es gut versorgt und wird freundlicher. Auf dem letzten Bild steht es Luca jedoch übergroß gegenüber. Wieder bricht seine Stimmung ein. Er fühlt sich dem Monster unterlegen und befürchtet, nie vor ihm Ruhe zu finden.

Als ich Luca darauf hinweise, wie eng es für ein so großes Monster in seinem Kopf sein muss, ist er von dem Perspektivwechsel sehr überrascht. Er geht auf meinen Vorschlag ein, das Monster in einer Trance zu verkleinern. Schon bald passt es nur noch in eine Streichholzschachtel. Auf einen Bach gesetzt, treibt sie ins Meer und wird an einen Strand gespült, wo das Monster aussteigt und Urlaub macht. Es wird zu einer Hilfsfigur, die Luca an eigene Erholungswünsche erinnert.

Mitberuhigung des Elternsystems

Eltern sind meist in Zwangshandlungen ihrer Kinder eingebunden; für eine Veränderung ist es wichtig, sie hieraus zu lösen. Oft bestehen große Ängste vor dem, was dann passieren könnte. Miterleben, wie Kinder in der Therapie Ressourcen entwickeln, stärkt Eltern, das Wagnis einzugehen (Brächter 2022).

Mia, 9 Jahre alt, leidet unter dem Zwang, ihre Mutter beim Einschlafen und nächtlichen Aufwachen in einer bestimmten Abfolge berühren zu müssen. Als ich ihr anbiete, dies in einem Sandbild darzustellen, entsteht zu meinem Erstaunen wie von selbst ein Ressourcenbild: Während die Familie in Gestalt kleiner Tiere gut zugedeckt daliegt, sammelt eine Fee Sorgensteine aus der Vergangenheit ein und trägt sie in die Zukunft, wo sie sich in Glückssteine verwandeln.

Die Mutter ist von dem Bild sehr berührt; beide reden darüber, dass es im Leben Gutes und Schlechtes gibt und sich Dinge verwandeln können. Mia so stolz und hoffnungsvoll zu erleben, hilft den Eltern (neben anderem), ihr das Schlafen im eigenen Bett wieder zuzutrauen.

3.3 Teilearbeit bei Depressionen

Der Patronuszauber

Bei depressivem Erleben ist ein Zugang zu Schönem im Leben eingeengt oder versperrt. In Gestalt der »Dementoren« hat Joanne K. Rowling (1999) diesen Zustand treffend beschrieben: Dementoren können jegliches Glück aus Menschen heraussaugen. Es gibt jedoch einen Schutzzauber: »Expecto Patronum!« Wenn man ihn ausspricht und dabei intensiv an eine besonders glückliche Erinnerung denkt, erscheint eine individuelle Tiergestalt, die vor Dementoren schützt; bei Harry Potter ist dies ein weißer Hirsch.

Da man sich beim Zusammentreffen mit einem Dementor hoffnungslos und elend fühlt und es dann nicht leicht ist, an etwas Glückliches zu denken, gehört der Patronuszauber zur fortgeschrittenen Magie. Die Beschreibung regt dazu an, bei der Suche nach glücklichen Momenten fortzufahren, bis eine wirklich kraftvolle Erinnerung gefunden ist.

Die Depression als Landschaft oder Tier

In depressiven Zuständen fällt es Menschen schwer zu benennen, was sich in ihrem Leben ändern sollte. Ortwin Meiss (2023) nutzt daher eine Stellvertretertechnik, die sich auch für die Arbeit mit Jugendlichen eignet. In leichter Trance fordert er dazu auf, sich ein Wesen vorzustellen, dem es genauso geht wie einem selbst, lässt sich beschreiben, wie es sich fühlt, und fragt schließlich, was ihm fehlt, was es bräuchte oder tun könnte.

Als Erweiterung kann nach einem Wesen gesucht werden, dem es völlig anders geht: »Wenn man so lebt, wie fühlt man sich?« Anschließend kann es befragt werden: Was denkt es über das Wesen im Problemzustand, was würde es ihm raten?

In einem Fallbeispiel treibt ein Eisbär auf einer immer kleiner werdenden Scholle, auf der es immer schwerer wird, Futter zu finden und sich auszuruhen. Ihm nähert sich ein schwimmender Elefant mit dem Rat, mal ins kalte Wasser zu springen, da es dort auf der Scholle nichts mehr bringe.

In Einstreusuggestionen lassen sich solche Formulierungen aufgreifen:

»Der würde ihm also sagen: ›Hey, geh von der Scholle runter, spring mal. Trau dich mal, ins kalte Wasser zu springen, denn du kannst schwimmen. Verändere etwas! Trau dir etwas zu, denn du kannst es!‹« (a. a. O., S. 203).

Meiss nutzt auch Landschaften als Metapher für depressives Erleben. Dabei interessiert, wie die Landschaft aussieht, was ihr fehlt und was sie brauchen könnte (a. a. O., S. 206 ff.).

Depressionslandschaften im Sand

Kinder bauen ihre »Depressionslandschaften« in den Sand. In der Begleitung des Sandspiels bewegt man sich in den von ihnen gestalteten Bildern; auf Symbolebene können Perspektiven geöffnet werden. Depressionen gehen häufig mit starken, oft unerfüllbaren Leistungsansprüchen einher. Auch dies spiegelt sich in den Bildern und lässt sich aufgreifen:

Ingo, 13 Jahre alt, baut im Sand eine Wüstenlandschaft, in der Überreste verlassener Minen zu sehen sind. Früher wurde hier nach Gold gegraben, jetzt stehen die Förderbänder still. Eine Bahnlinie ist von Sand überweht.

Beim Beschreiben des Sandbilds steigt bei Ingo Ärger darüber auf, dass sich niemand mehr für das Land interessiert, wenn man nichts mehr aus ihm herausholen kann. Wir sprechen darüber, wie zerstörerisch Menschen oft mit der Natur umgehen. Dabei frage ich, ob es denn andere Lebewesen in der Wüste gibt, wenn sie schon von Menschen verlassen ist. Ingo kann sich vorstellen, dass dort ein Wüstenfuchs lebt. Ihm ist es egal, was mit der Mine passiert ist; er streift im Gelände umher und freut sich, dort seine Ruhe zu haben.

In späteren Sandbildern begegnet der Fuchs anderen Tieren und findet langsam aus seiner Einsamkeit heraus.

3.4 Teilearbeit bei Suizidalität

Ansprechen innerer Anteile bei Suizidalität

Wilhelm Rotthaus (2017) rät dazu, in suizidalen Krisen zwei innere Stimmen voneinander zu differenzieren: die Stimme, die für einen Suizid argumentiert, und eine andere, die das Leben bejaht – ohne sie hätte ein Suizid ja bereits stattgefunden. Jugendliche könnten sich aber erst dann auf diese vielleicht leisere Stimme einlassen, wenn die Seite, die das Leben beenden möchte, sich ausreichend gesehen und gewürdigt fühlt. Er regt an, mit dem Bild eines »inneren Parlaments« zu arbeiten, in dem jede Stimme gehört wird. Dabei kann auch erarbeitet werden, *wer* für einen Suizid plädiert:

> »Ist es die ›Resignation‹, […] ist es die ›Hoffnungslosigkeit‹, die ›Depression‹, vielleicht auch die ›Wut‹ oder die ›Aggression‹? Und welchen Persönlichkeitsanteil genau lässt die leise Stimme, die für das Leben spricht, hören? Ist es die ›Zuversicht‹, der ›Lebenswille‹, die ›Kämpfernatur‹, die ›Ausdauer‹?« (a. a. O., S. 203).

Eine solche Arbeit bringt Jugendliche in Distanz zu der Stimme, die für den Tod plädiert; in der Rolle des »Parlamentspräsidenten« wird zudem ihre Kontrollüberzeugung gestärkt. Später kann weiteren Stimmen Raum gegeben werden wie der »Lebensfreude«, die vielleicht schon lange zu kurz kam, oder einem »inneren Kind«, das versorgt werden möchte.

Stabilisierung im Spiel

Zeigen Sandbilder Szenen von Resignation und Verzweiflung, versuche ich, auf Bildebene zu stabilisieren und Schutz einzuführen (Brächter 2022). Lässt ein Kind in einer schwierigen Lebensphase zum Beispiel ein Flugzeug abstürzen, frage ich nach, ob dies jemand bemerkt hat, und mobilisiere Rettungskräfte. Wenn es sein Spiel verzweifelt abbricht, spiele ich – mit seinem Einverständnis – an, wie die Geschichte Jahre später gut ausgegangen sein könnte, bis es (meist) wieder selbst in die Handlung einsteigt.

PAUL, 6 Jahre alt, gestaltet im Sand eine Szene, in der eine Lok hinter einem vom Einsturz bedrohten Tunnel steht. Für ihn scheint es von existenzieller Bedeutung zu sein, dass der Tunnel hält. Gemeinsam mit ihm arbeite ich daran, ihn zu befestigen; erst danach kann die Lok aus einem Sackbahnhof herausfahren. Ich bin erleichtert, als die Fahrt gelingt.

Auch Pauls nächste Sandbilder enthalten bedrohliche Momente: Im Hochgebirge sind Bahnstrecken beschädigt; ein Wagon bleibt über einem nur behelfsmäßig reparierten Loch hängen. Eigenhändig schlägt Paul eine Nottreppe in eine Felswand, damit die Passagiere absteigen können.

Paul hatte vor Therapiebeginn geäußert, nicht mehr leben zu wollen. Parallel zu seinen Bahnlinien wird sein Zustand stabiler, die Landschaft grüner. Lange vernachlässigter Lawinenschutz wird angebracht; Loks schlagen Saltos, um alte Steinbrocken von den Frontscheiben zu entfernen. Im Verlauf werden die Gestaltungen spielerischer: Es macht Spaß, auch steile Strecken zu befahren. Ein »starker Magnet« hält die Züge auf den Schienen fest.

4 Teilearbeit in der Spieltherapie

4.1 *Therapeutischer Umgang mit verschiedenen Ich-Zuständen in der Spielbegleitung*

Im Spiel zeigen sich Kinder spontan in Ich-Zuständen, die ihr Erleben bestimmen; Problemzustände sind dabei in den Kontext einer Spielhandlung eingebunden. Problem-assoziiertes Handeln wird hierdurch nachvollziehbar; gleichzeitig erlaubt es die narrative Struktur einer Geschichte, Anregungen ins Spiel hineinzugeben (Brächter 2010).

Im Spiel dazu beizutragen, hilfreiche Geschichten zu entwickeln, setzt voraus, einfühlend wahrzunehmen, worum es dem Kind geht, und aus einer Außenperspektive heraus zu reflektieren, wohin sich die Handlung entwickelt und welche eigenen Spielbeiträge nutzbringend sein könnten. Dabei erfolgt eine kontinuierliche Hypothesenbildung, wie das Spiel mit der Lebenssituation und den Problemen des Kindes in Beziehung stehen könnte und in welchen Ich-Zuständen es sich zeigt. Eine Kopiervorlage zur Orientierung in den Spielrollen des Kindes findet sich am Ende des Buches (siehe Anhang S. 120).

Die Spieltherapie umfasst Methoden wie das Sandspiel, Handpuppen- und Rollenspiel. Diese differieren im Abstand zum Geschehen und bieten unterschiedliche Zugänge für die Teilearbeit.

4.2 *Teilearbeit in der Sandspieltherapie*

Narratives Sandspiel: Ich-Zustände in Bewegung bringen

Im Sandspiel werden ohne thematische Vorgabe Szenen im Sand gestaltet; durch die tranceartige Qualität des Prozesses geht auch sprachlich nicht Mitteilbares in die Sandbilder ein. Nach einer ruhigen Phase des Bauens wird das Sandbild fotografiert und gemeinsam betrachtet; in der narrativen Sandspieltherapie (Brächter 2010, 2022) wird es anschließend in Bewegung versetzt.

Sandbilder wirken zu Beginn einer Therapie oft wie eingefrorene Problemszenen. Beim Weiterspielen löst sich die Problemtrance auf, in der zuvor auf die Bilder geblickt wurde. Es entstehen Suchprozesse nach gewünschtem Erleben; Lösungsideen werden vom Kind selbsttätig umgesetzt und wirkungsvoll geankert.

LEON, 7 Jahre alt, lässt in seinem ersten Sandbild ein Schiff in Seenot geraten; bedroht wird es von einem hungrigen Hai. Leon blickt wie gebannt auf die Szene, die seine Ängste widerspiegelt.

Als ich ihn frage, wie die Geschichte weitergehen könnte, hat er sofort eine Idee: Der Hai lässt das Boot kentern; es nähert sich jedoch ein Rettungsboot mit Haifutter, das Leon aus Knete selbst herstellt. Das Ende vermittelt einen Eindruck der »vieldimensionalen Natur« von Sandbildern (Lowenfeld 1969, S. 444): Der Hai wird satt, die Menschen werden gerettet und die Boote in den Hafen gebracht. Hinter der Kaimauer entsteht noch eine Bucht, in der Kinder schwimmen lernen.

Sandbilder können sich auf den sozialen Kontext eines Kindes beziehen; die von ihm verwendeten Figuren können aber auch Zustände seines Erlebens abbilden. Viele Sandbildgeschichten erinnern an Konzepte des »inneren Teams«, bei denen es darum geht, Ich-Zustände in ein neues Gleichgewicht zu bringen. Versteht man die Menschen in Leons Boot als Ausdruck seiner ängstlichen Seite, tritt mit dem hungrigen Hai eine neue, erst wenig entwickelte Seite in Erscheinung, die aktiv für ihre Bedürfnisse eintritt. Im Verlauf der Handlung entsteht für alle Bildelemente eine gute Lösung; mit der Bucht zum Schwimmenlernen kommt sogar etwas Neues hinzu.

Auch Leons nächste Sandbildgeschichte endet gut, weil eine neu ins Spiel gebrachte Figur ihre Bedürfnisse anmeldet:

Auf einer Insel leben Menschen in ständiger Angst, vom Sturm ins Meer geweht zu werden. Es erscheint jedoch ein durstiger Mann mit einem Güllefass, der darum bittet, sich Meerwasser abpumpen zu dürfen. Daraufhin sinkt der Meeresspiegel; unter den Wellen wird der »Stein des Lebens« sichtbar: Solange er zu sehen ist, können sich die Inselbewohner:innen sicher fühlen. Ihre Boote können wieder auslaufen; die Insel wird zu einer »beliebten, viel besuchten Urlaubsinsel«.

Vorteile in der Kontaktgestaltung bei Kindern mit Ängsten
Sandspiel eignet sich gut für Kinder, die zu Therapiebeginn vor einem Face-to-face-Kontakt zurückschrecken. Sie können sich ohne Worte mitteilen; an der Seite der Therapeutin beziehen sie sich auf etwas Drittes, das ihnen wichtig ist. Der hohe Aufforderungscharakter des Materials und die spannenden Szenen, die im Sand entstehen, erleichtern oft den Übergang in einen aktiveren Ich-Zustand.

Lena, 5 Jahre alt und bei Therapiebeginn selektiv mutistisch, spricht in der ersten Therapiestunde nicht, blickt aber interessiert zu den Sandspielfiguren. Ich rate, zu welchen Figuren sie schaut; sie zeigt mir, wohin ich sie stellen soll. Ein Mädchen winkt seinem Vater nach, der zur Arbeit geht; ein anderes Mädchen hat auf dem Schulweg eine Schlange vor sich liegen.

In der zweiten Stunde nimmt Lena selbst Figuren in die Hand und definiert ein eigenes Ziel: Ein Mädchen möchte zu einer Wiese gehen und Hasen anschauen. Anschließend versetzt sie ihr Sandbild in Bewegung: Mit kräftigen Schritten durchquert das Mädchen den Sand und geht zu den Hasen; unterwegs nimmt es noch einen Jungen mit. An einer Schlange geht es einfach vorbei.

In Lenas drittem Sandbild werden Schlangen von Rittern bekämpft; das Mädchen ist bei anderen Kindern angekommen.

Anschließend tritt Lena mit mir auch mit Stabpuppen in Kontakt: Sie spielt einen Matrosen, der auf der Fahrt übers Meer aus seiner Hose herauswächst und sich eine neue Hose kauft; das Probehandeln im Spiel hilft ihr bei einem Transfer in den Alltag.

Zugang zu traumatischen Szenen und frühen Lebensphasen

In Sandbildern können Szenen auftauchen, die sehr frühe Lebensphasen berühren. Oft sind Bereiche des Erlebens betroffen, die nur im Körpergedächtnis gespeichert wurden und nicht bildhaft erinnert werden. Ein »Weiterspielen« hilft auch in solchen Fällen, Geschichten abzuschließen und nicht in traumatischem Erleben stecken zu bleiben.

Lea, 8 Jahre alt, stellt dar, wie ein Mann mit einer Pistole auf ein großes Ei zielt; in eine Kiste hat er eine Meerjungfrau gesperrt, die er töten will. Ei und Kiste sind mit einem transparenten grünen Stoff umgeben, als gehörten sie noch einer Phase vor dem Eintritt ins Leben an. Später erfahre ich von Leas Frühgeburt und einer langen Zeit im Brutkasten, in der sie von ihren Eltern getrennt war. Eine schlafende Frauenfigur am Bildrand verweist zusätzlich auf eine postnatale Depression der Mutter, die Lea in dieser Zeit nicht mit ihrer üblichen Kraft zur Seite stehen konnte. Anschließend trennten sich auch noch die Eltern.

Beim Weiterspielen geht Leas Sandbildgeschichte gut aus: Der gefährliche Mann wird gefasst; auf ihrem Weg zur Arbeit hört eine Frau die Meerjungfrau schreien und befreit sie.

In den folgenden Sandbildern wiederholt sich das Motiv, passiv eine Rettung erwarten zu müssen. Schließlich gelingt es einem Schwan, sich aus eigener Kraft aus einem Netz zu befreien, das ihn am Boden festhielt. Patrick (der beste Freund und Bewunderer von SpongeBob Schwammkopf) hilft ihm dabei (siehe Abb. 8).

Für seine Stärke wird dem Schwan anschließend ein Preis verliehen. Auf dem Siegerpodest liegt vor ihm das im ersten Sandbild bedrohte Ei; aus ihm schlüpft ein Vogel, der zu seinem Freund wird. Der Schwan wendet sich seinem früheren bedrohten Anteil zu (siehe Abb. 9).

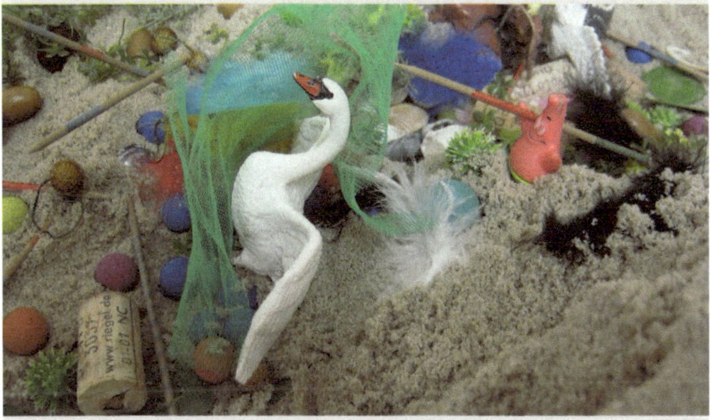

Abb. 8: Befreiung aus eigener Kraft

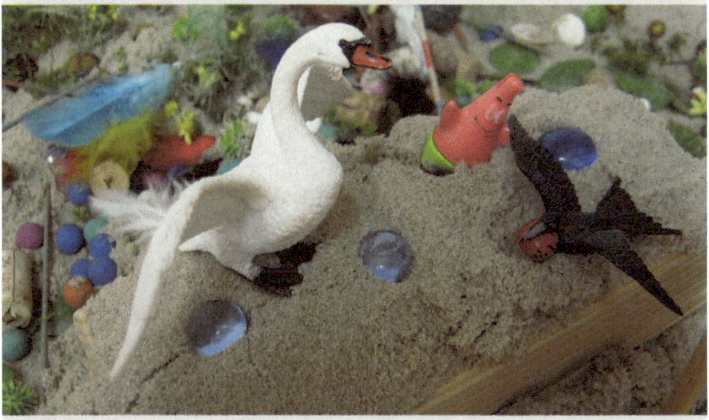

Abb. 9: Begegnung mit dem kleinen Vogel

4.3 Teilearbeit im Handpuppenspiel

Externalisierung abgewerteter Anteile und Möglichkeiten zum Reframing

Wie in der hypnosystemischen Teilearbeit (siehe Abschnitt 2.5) übertragen Kinder auch im freien Spiel eigene Anteile auf Handpuppen. Der Abstand zur Puppe erleichtert es ihnen, Abstand zu »schwierigen« Seiten zu gewinnen. Gestalten Kinder mit Handpuppen eine Vorführung, ist es oft nötig, den Prozess zu entschleunigen und eine Szene herauszugreifen, die ihnen besonders wichtig ist (Brächter 2010). Beim vertieften Anschauen ist es möglich, Motive der Figuren zu erschließen; ein wertschätzender Umgang mit Problemfiguren kann angeregt werden.

SVEN, 8 Jahre alt, spielt mir in rascher Folge Szenen vor, in denen ein Teufel von anderen Handpuppen vertrieben wird. Sie spiegeln Svens Außenseiterrolle im Kontakt zu anderen Kindern, in die er aufgrund schwieriger Lebensumstände geraten ist. Ich melde Sven zurück, wie leid mir der Teufel tut: Er wird beschuldigt, auch ohne etwas »Böses« getan zu haben. Sven erklärt dies damit, dass der Teufel an seinen Hörnern sofort zu erkennen ist. Er hat gar keine Chance mehr, sich anders zu zeigen. Hieraus entsteht die Idee, die Hörner des Teufels zu verbergen. Als wir ihm ein Kopftuch umbinden, kann er länger auf der Bühne verweilen und mit anderen Freundschaft schließen.

Oft hilft Kindern auch der Schutz einer starken Rolle, Zugang zu abgelehnten Anteilen zu gewinnen:

JAN, 10 Jahre alt, aufgrund von Wahrnehmungsproblemen in seiner Entwicklung verzögert und oft sehr wütend, geht im Spiel in die Rolle eines allwissenden Entwicklers. Dabei repariert er eine Krake, die in Gefahr steht, zu explodieren. Ein eingebauter »Richtungsregler« funktioniert bei ihr nicht; ausgestattet mit einer »Fernbedienung« soll ich mich um sie kümmern. Von seiner Werkstatt aus beobachtet Jan, wie ich die

Krake im Arm wiege und versorge. Nachdem er zuvor abfällig über sie gesprochen hat, hilft ihm dies, sich ihr selbst fürsorglich zuzuwenden. Als Arzt versorgt er die Krake behutsam mit Heilkräutern; daraufhin beginnt sie, auf menschliche Ansprache zu hören. Statt von außen gesteuert werden zu müssen, kann sie sich mitteilen und kommunizieren.

Versorgung hilfsbedürftiger Anteile und Nachbeelterung

Handpuppen werden von Kindern oft eingeführt, um eigene verletzte Anteile darzustellen. In der Spielbegleitung ist es möglich, sich ihnen zu nähern und auf ihre Bedürfnisse einzugehen. In Nachbeelterungsszenen können sich Kinder mit der umsorgten Handpuppe identifizieren, aber auch selbst versorgende Rollen für sie übernehmen.

NOAHS Eltern trennten sich früh nach heftigen Paarkonflikten; unvermittelt verschwand die Mutter aus seinem Leben. Als im Alter von neun Jahren Besuchskontakte angebahnt werden, brechen die frühen Szenen wieder auf.

Im Spiel begegnen wir uns nach Noahs Regieanweisung zunächst als Wölfe, die um ihr Essen kämpfen. Plötzlich wechselt er in einen anderen Ich-Zustand und spielt einen kleinen Tiger, der sich leise wimmernd in einer Ecke versteckt. Mit meinem Wolf nähere ich mich vorsichtig an und frage den kleinen Tiger, was ihm passiert ist und was er braucht. Mit kaum hörbarer hoher Stimme erzählt Noah, was der Tiger erlebt hat. In der folgenden Spielhandlung wird der kleine Tiger von den Wölfen aufgenommen und umsorgt (siehe Abb. 10). Sie stehen ihm bei, wenn laute Geräusche ihn wieder in Panik versetzen, und helfen ihm, zwischen damals und heute zu unterscheiden.

Um die Geschichte für Noah festzuhalten, schreibe ich sie anschließend mit ihm zusammen auf: »Es war einmal ein kleiner Tiger, der war aus Afrika gekommen und hatte seine Eltern verloren. Er kam in ein Land, in dem zwei Wölfe lebten. Die beiden Wölfe hatten sich erst kurz vorher kennengelernt. Sie

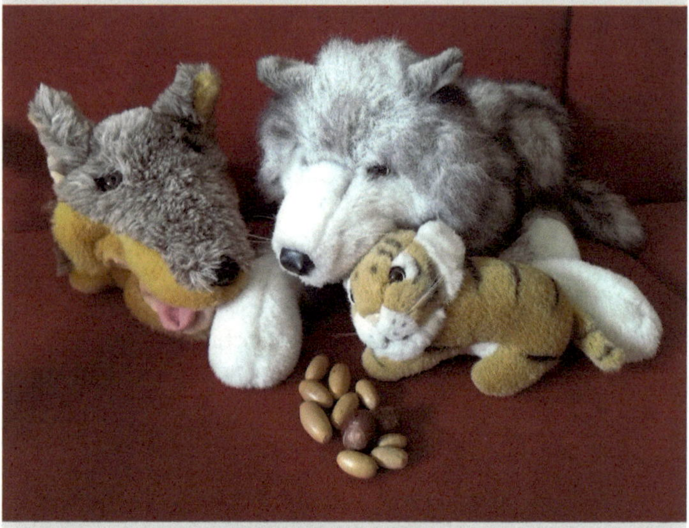

Abb. 10: Der kleine Tiger bei den Wölfen

schnappten sich gegenseitig ihr Essen weg und erzählten, dass nicht sie es waren, sondern ein großes, gefährliches Tier sie bestohlen haben müsse.

Die Wölfe legten sich auf die Lauer, um das Tier in der Nacht zu erwischen. Stattdessen kam jedoch ein kleiner Tiger, der vor ihnen sehr erschrak. Er erzählte ihnen seine Geschichte: Früher hatte es in seiner Giraffenfamilie viel Streit gegeben; die Giraffen waren groß und haben getreten, es war sehr laut.

Da beschlossen die Wölfe, den kleinen Tiger bei sich aufzunehmen. Er war schon nicht mehr ganz so ein kleiner Tiger, sondern konnte sich schon selbst ein Bett bauen und auf die Jagd gehen. Trotzdem genoss er es, dass ihn die beiden Wölfe gut versorgten.

Doch eines Tages kamen Menschen über das Meer in das Land der Wölfe gerudert. Sie fanden die Fleischvorräte der Wölfe und nahmen sich etwas zum Essen mit. Die Wölfe bemerkten den Rauch, als das Fleisch gebraten wurde, und fassten einen Plan: Wenn die Menschen noch einmal aufbrechen würden, um ihr Fleisch zu stehlen, würden sie laut heulen. Den kleinen Tiger bereiteten sie gut darauf vor, dass das Heulen nicht gefährlich war. Er bekam sogar eine Beruhigungspflanze in sein Futter gemischt.

Als die Menschen in See stechen wollten, begannen die Wölfe, schauerlich zu heulen. Die Menschen erschraken und kehrten um. Von da an lebte der Tiger friedlich bei den Wölfen.«

Bindungstherapie mit Kleinkindern

Dorothea Weinberg (2010, S. 94 ff.) nutzt Tierpuppen in der Bindungstherapie mit Kleinstkindern, indem sie Gefühle des Kindes auf ein Kuscheltier projiziert und es anschließend von ihm versorgen lässt. Die Therapie findet in einem Heim in Bosnien statt; eine dem Kind vertraute Bezugspflegerin hilft ihm in die Retterrolle für das Kuscheltier hinein.

Weinberg beschreibt ihr Vorgehen bei ADMIRA, 2 Jahre alt, die vor der Trennung von ihrer Mutter starke Verwahrlosung erlebte und heute schnell weine, kaum rede oder spiele. Vom Schoß der Bezugspflegerin aus lässt sie sie zuschauen, wie sie mit einem Bärchen zu spielen beginnt. Dabei benennt sie dessen Gefühle: »Das kleine Bärenmädchen ist traurig – es ist ganz allein. Wo ist die Mama hin? – Die Bärenmama ist nicht da! – Das kleine Bärenmädchen weint.«

Als das Bärchen längere Zeit erfolglos nach seiner Mutter gesucht hat, schlägt die Bezugspflegerin Admira vor, es zu ihnen zu rufen, nimmt es auf und bezieht sie weiter ein: »Admira, schau! Es traut sich nicht! Die arme Kleine. – Was machen wir da bloß? Wollen wir es noch mal rufen? Was meinst du?«

Schließlich nimmt Admira das Bärchen an sich: »In den Armen ihrer Bezugspflegerin beginnt sie nun, das Bärchen unter ihrer sanften Anleitung zu nähren und zu pflegen. Dabei beginnt sie zu sprechen und zu lächeln« (a. a. O., S. 96 f.).

4.4 Teilearbeit im Rollenspiel

Rahmung der Spielhandlung und Rollenübernahme

Beim Rollenspiel bringen sich Kinder mit ihrer ganzen Person ein; Ich-Zustände werden daher besonders intensiv erlebt. Um Kinder vor problemverstärkenden Identifikationen zu schützen und Retraumatisierungen zu verhindern, ist es wichtig, das Spiel sicher zu rahmen. Zur Stärkung der »Als-ob-Ebene« trägt bei, Rolle und Kontext zu klären, den Raum zu einer »Spielbühne« zu gestalten und zu definieren, welcher Teil der Handlung an welchem Ort spielt. Verkleidungsaccessoires schützen davor, als Therapeut:in mit einer Rolle verwechselt zu werden.

Zentral ist die Regulierung der emotionalen Beteiligung am Spielgeschehen (Brächter 2010): Spielen Kinder in einem ressourcenreichen Ich-Zustand, kann eine dichte Inszenierung ein assoziiertes Erleben fördern. Nähern sie sich bedrohlichem Erleben zu stark an, stellen Fragen auf Metaebene Abstand her.

Im Kinderpsychodrama (Aichinger 2012), der traumaorientierten Spieltherapie (Weinberg 2005) und im narrativen Rollenspiel (Brächter 2010) spielen Therapeut:innen aktiv in eigenen Rollen mit. Dies geschieht zunächst nach der Regieanweisung des Kindes, um seine Spielidee zu erfassen. Zur Anregung neuer Perspektiven bietet es sich oft an, auch in andere Rollen zu wechseln. Bei traumatischen Reinszenierungen helfen Spielstopps und Fragen, was das Kind der bedrohten Figur wünschen würde; aus der eigenen Spielrolle heraus können sichernde Aktivitäten zur Verfügung gestellt werden. Täterrollen sollten nicht übernommen, sondern an Handpuppen ausgelagert werden, um als Therapeut:in für das Kind präsent zu bleiben! Wie ein Rollenspiel gestaltet werden kann und welche Entwicklungen im Therapieverlauf möglich sind, zeigen ausführliche Fallbeispiele in der genannten Literatur.

Wichtig ist ein deutliches Ablegen der Rollen am Ende des Spiels, um bei belastenden Themen eine Trennung von »gestern« und »heute« zu markieren.

Sichere Orte im Raum und Nachholen von Entwicklungsphasen

Rollenspiel, bei dem man sich »live« in Rollen begegnet, wird oft von Kindern gewählt, die in frühen Lebensphasen Vernachlässigung und Gewalt erlebt haben und im Spiel korrigierende Erfahrungen mit einem Gegenüber suchen (Brächter 2010). Das Spielen ermöglicht es, schwierige Lebensgeschichten umzuschreiben und in Teilen neu zu erleben.

Sven, 8 Jahre alt und im Alltag in einer Außenseiterrolle, kann mit symbolischem Spiel mit Figuren nichts anfangen; eine im Sand gebaute Burg wird von ihm sofort wieder zerstört. Ich biete ihm an, sich mit einer Decke und Kissen eine Höhle zu bauen. Dort begegnet er mir als kleiner Tiger, der allein und verlassen im Urwald lebt; ich spiele eine Frau, die ihn entdeckt und mit Essen versorgt. Lange Zeit genießt er, wie ich sein Aufwachsen begleite. Behutsam setzt er seine »Pfoten« auf, staunend erkundet er die Umgebung. Ich spiegele seinen Stolz und seine Freude über neue Erfahrungen, wenn er über Baumstämme balanciert und nach Sprüngen wieder sicher landet.

Später geht er das Wagnis ein, mit anderen Tieren in Kontakt zu treten. Geschützt vor negativen Kommentaren gelingt es ihm, Freunde zu finden.

Nachholen unterdrückter Bewegungsimpulse

Als ganzheitliches Geschehen bietet Rollenspiel auch die Möglichkeit, Erfahrungen auf Körperebene nachzuholen. Besonders wichtig ist dies, wenn es im Traumakontext zu einem »Freeze-Zustand« kam, weil Kampf oder Flucht nicht möglich waren. Nach heutigem Kenntnisstand ist es wichtig, dabei keine unkontrollierten Abreaktionen zu fördern, die retraumatisierend wirken können (Zanotta 2018). Stattdessen kann dazu angeleitet werden, blockierte Bewegungen langsam und kraftvoll auszuführen.

Sarah, 5 Jahre alt, wurde im Kontext von Vernachlässigung und Gewalt unter anderem in ihrem Bett festgeschnallt. Im

Rollenspiel lässt sie mich erleben, wie ihr immer wieder Neues passiert: Sie fällt vom Pferd, wird von einem Auto überrollt, stürzt danach noch von der Krankenhausbahre. Als Sanitäterin spüre ich meine Ohnmacht. Statt Sarah im Spiel Schutz zu bieten, den es in ihrem Leben nicht gegeben hat, erhalte ich die Funktion, Zeugin zu sein und »die Wirklichkeit des Leidens anzuerkennen« (Oestereich 2005, S. 69). Immer wieder möchte sie aber auch von mir gehalten und getragen werden, in ihrem verletzten Ich-Zustand ist sie – anders als früher – nicht allein.

Das Spiel verlagert sich zu Krankenhausszenen, in denen Sarah schmerzhafte Operationen über sich ergehen lassen muss. Zunehmend setzt sie der »Behandlung« Widerstand entgegen. Zunächst zaghaft, dann immer fester tritt und schlägt sie gegen Kissen und Decken. Die Traumastarre löst sich; ihr ist es wichtig, dass ich dagegenhalte, sodass sie die Kraft ihrer Arme und Beine spüren kann. Mit der Zeit wird der Ablauf spielerischer, Sarah genießt die korrektiven Bewegungserfahrungen.

Später zeigt sie Sehnsucht nach ihrer Mutter, zu der zurzeit kein Kontakt besteht. Von einer Handpuppe hört sie, wie leid es ihr tut, was Sarah erleben musste, und wie sie sich darüber freut, dass sie sich so gut entwickelt hat. In der letzten Therapiephase spielt Sarah einen Clown, der Kinder im Krankenhaus fröhlicher machen kann: Sie weiß, wie es verletzten Kindern dort geht.

5 Teilearbeit und Trauma

5.1 *Umgang mit traumatischen Reinszenierungen im Alltag*

Bei chronisch traumatisierten Kindern zeigen sich traumatisch wirkende Reinszenierungen häufig im Alltag. In Konfliktsituationen geraten sie in Übererregungszustände und dissoziieren; Gewaltszenen werden reinszeniert, indem sie sich selbst schlagen, andere angreifen oder mit Gegenständen werfen. Andreas Krüger (Krüger u. Reddemann 2007, S. 242) beschreibt die Wichtigkeit, Kinder in solchen Zuständen zu erreichen, sie zu halten und vor Retraumatisierungen zu schützen:

> »Ich habe den Eindruck, du weißt gar nicht, wo du dich befindest, niemand will dir hier etwas tun, ich glaube, da ist ein kleinerer Dominik in dir, der fühlt sich jetzt bedroht und erlebt hier jetzt ganz schlimme Dinge von früher noch einmal. […]
>
> Aber wir sind jetzt hier in der Klinik, ich bin Dr. Krüger und du brauchst keine Angst zu haben. […]
>
> Wir wissen hier alle, dass du nicht absichtlich andere verletzen wolltest, ein kleinerer Dominik in dir hatte richtig Angst und hat die Situation mit seinen Augen falsch verstanden, es ist alles vorbei, es ist o. k. […]
>
> Kannst du dir vorstellen, die Angst von eben jetzt in einen Tresor zu packen? …«

5.2 *Umgang mit traumatischen Reinszenierungen im Spiel*

Traumatisches Erleben zeigt sich auch spontan im Spiel von Kindern. Begegnen mir im Spiel traumatische Reinszenierungen, setze ich einen Spielstopp und rege aktiv die Suche nach Hilfsfiguren an. Um zum traumaassoziierten Ich-Zustand des Kindes durchzudringen, frage ich dabei nicht, *ob* irgendjemand zu Hilfe kommen könnte, sondern frage laut und klar, *wer* zum Helfen kommen kann. Wichtig ist mir dabei auch eine Konfrontation der Täterfigur(en) (Brächter 2014b):

LISA, vier Jahre alt, stellt nach einem sexualisierten Übergriff durch einen älteren Jungen im Sandspiel dar, wie ein kleiner Pinguin von einem Bären zu Boden geworfen wird. Der Angriff erfolgt blitzschnell; Lisa verharrt reglos vor der Szene. Ich frage sie, wer zu Hilfe kommen kann. Wer kann dem Bären sagen, dass er das nicht tun darf?

Lisa greift nach dem Pinguinvater, mit ihm in der Hand tritt sie den Bären von dem kleinen Pinguin hinunter. Ich spreche aus, dass es nicht in Ordnung ist, was der Bär getan hat; niemand darf den Pinguin so verletzen. Noch von Sand bedeckt steht der kleine Pinguin wieder auf. Ich frage Lisa, was er jetzt wohl braucht und was ihm guttäte. Sie lässt ihn mit seinem Vater nach Hause zurückkehren; ein Tierpfleger steht vor dem Haus und hält Wache. Lisa streut Sand über die Szene: Es schneit – ein Bild, das im Traumakontext häufig verwendet wird und an das »Freezing« nach Traumatisierungen erinnert.

Die Schneemetapher knüpft gleichzeitig an die Erfahrung an, dass Schnee nicht ewig liegen bleibt. Noch in der gleichen Stunde lässt Lisa ihn wieder schmelzen. Der Bär ist eingezäunt und kann nicht mehr gefährlich werden; Gras bedeckt den Sand. Noch steht der kleine Pinguin dicht bei seinen Eltern, hat aber einen neuen Freund gefunden und neues Spielzeug bekommen. In späteren Sandbildern kann er wieder frei durch die Landschaft ziehen.

Sandspiel bietet den Vorteil einer klaren Außenperspektive. Es eignet sich besonders für die Traumatherapie, da das Geschehen auf der Bühne des Sandkastens verbleibt. Durch das tranceartige Gestalten im Sand entsteht Kontakt zum traumaassoziierten Ich-Zustand, der sich im Sandbild zeigt; an der Seite der Therapeutin wird gleichzeitig die »innere Beobachterin« aktiviert, der in der Ego-State-Therapie eine wichtige Rolle zugeschrieben wird. Hinzu kommt eine »kraftvolle Steuerposition« (Schmidt 2004), in der das Kind selbst Hilfsfiguren in die Hand nehmen und verletzte Figuren in Sicherheit bringen kann.[10]

5.3 Rettung aus Traumasituationen nach dem Konzept der Ego-State-Therapie

Die Arbeit auf der Ebene des Spiels kann nach Aichinger (2012, S. 170) »zu einer vollständigen Traumaverarbeitung führen [...], ohne dass über das real Erlebte gesprochen wird«. Gegenüber einer Konfrontation mit dem Realereignis ermöglicht Spiel eine schonendere Form der Bearbeitung; das selbsttätige Handeln bietet Kindern zudem mehr Sicherheit als imaginative Verfahren (Weinberg 2005, S. 214).

Nicht alle Kinder haben jedoch Zugang zu freiem Spiel; Jugendlichen steht diese Ausdrucksmöglichkeit noch weniger zur Verfügung. Sind Realereignisse erinnerbar, lässt sich das Vorgehen der Ego-State-Therapie aufgreifen, bei dem verletzte Anteile imaginativ aus Traumasituationen geholt und an einen sicheren Ort gebracht werden. Es wird im Folgenden anhand des Sandspiels und des Zeichnens vorgestellt, bei dem Kinder sich als aktiv und wirkmächtig erleben können.

Anwendung im Sandspiel

- Bei einer Rettung traumaassoziierter Anteile im Sandspiel (Brächter 2018a) rege ich zuerst die Suche nach einer Hilfsfigur an: »Wenn du dir wünschen könntest, wer dort hinkommt und dich[11] dort herausholt, wen würdest du wählen?«
- Anschließend gestaltet das Kind im Sandkasten eine Umgebung (»schönes Land«), in die es gebracht werden möchte.
- Erst wenn Hilfsfigur und Zufluchtsort bereitstehen, wird die Traumaszene räumlich skizziert. Bevor die Figur des Kindes hi-

10 In der Psychodynamisch Imaginativen Traumatherapie (PITT; Krüger u. Reddemann 2010) wird eine weitere Distanzierungsebene genutzt, bei der die zuerst angegriffene Figur des Kindes von einem sicheren Ort aus beobachtet, wie eine andere Figur bedroht und in Sicherheit gebracht wird. Bei der Anwendung im Sandspiel erscheint mir dies aus den oben aufgeführten Gründen nicht notwendig.
11 Die Darstellung bezieht sich auf kürzer zurückliegende Ereignisse. In anderen Fällen würde zwischen dem Kind heute und »der/dem kleinen [Name des Kindes]« differenziert und der jüngere Anteil aus der Situation geholt.

neingestellt wird, kläre ich ab, wer die Hilfsfigur spielt, wann sie erscheinen soll und mit welchen Worten sie die Täterfigur(en) konfrontieren soll.

- War ein Kind in der Traumasituation erstarrt oder konnte sich nicht bewegen, rege ich an, dass es selbst die Hilfsfigur herbeiruft; hierdurch erhält es ein Stück seiner Handlungsfähigkeit zurück.
- Anschließend wird die Szene so weit angespielt, dass Kontakt zum Traumaerleben entsteht, ohne mehr als den »Rand des Traumawirbels« zu berühren (Zanotta 2018a, S. 90, mit Bezug auf Levine 1998). Bei vom Kind erlittener sexualisierter Gewalt reicht es in der Regel aus, die Täterfigur die Tür eines mit wenigen Klötzen markierten Schlafzimmers erreichen zu lassen, um das Erlebte aufzurufen.
- Nach der Rettung aus der Traumasituation wird die Figur des Kindes an den sicheren Ort gebracht und mit allem versorgt, was ihr jetzt guttun würde. Dabei überprüfe ich, ob sich die Situation für mich stimmig anfühlt; bei Bedarf gebe ich weitere Anregungen in die Szene hinein (Brächter 2022).

Kira, 9 Jahre alt, wurde in der Schule oft beleidigt und geärgert. Besonders schlimm erlebte sie eine Situation, in der sie von Jungen auch körperlich angegriffen wurde. Sie wurde gestoßen und fiel hin; am Boden wurde sie auch noch getreten. Kira verfolgen seitdem Bilder des Geschehens, bei dem sie sich allein und hilflos fühlte.

Kira geht auf meinen Vorschlag ein, die Szene im Sandkasten nachzustellen und ihre Figur von dort an einen sicheren Ort zu bringen. Als Hilfsfigur wählt sie ein kleines Einhorn und stellt es bereit. Im Sandkasten gestaltet sie anschließend ein Land, in das sie damals gern gebracht worden wäre: Dort gibt es einen Teich mit einer Brücke, ein Haus, weiche Blätter und Pflanzen.

Im zweiten Sandkasten skizziert Kira danach die erlebte Gewaltsituation: Als Eichhörnchen liegt sie am Boden zwischen größeren Tieren, die es eng umringen. Wie abgesprochen, lasse ich das Einhorn auftauchen. Es sagt zu den Tieren, dass es gemein und unfair ist, was sie dem Eichhörnchen antun. Das Eichhörnchen springt auf den Rücken des Einhorns (siehe Abb. 11) und beide fliegen in das schöne Land. Dort angekommen, ruht sich das Eichhörnchen erst einmal aus, im Haus ist ein weiches Bett für es vorbereitet. Das Einhorn legt sich davor und hält Wache (siehe Abb. 12).

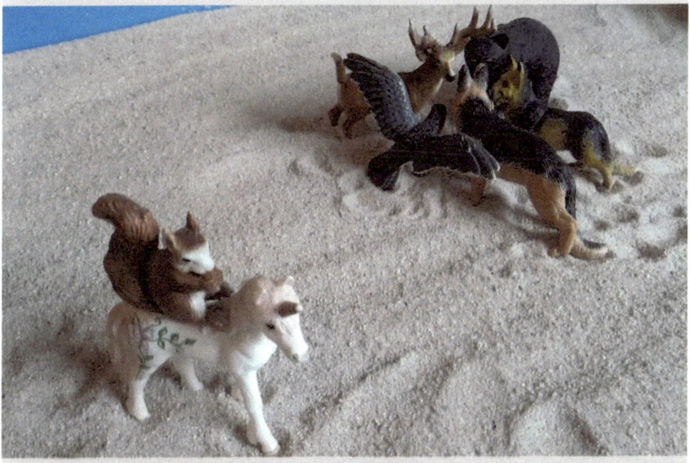

Abb. 11: Das Einhorn kommt zu Hilfe

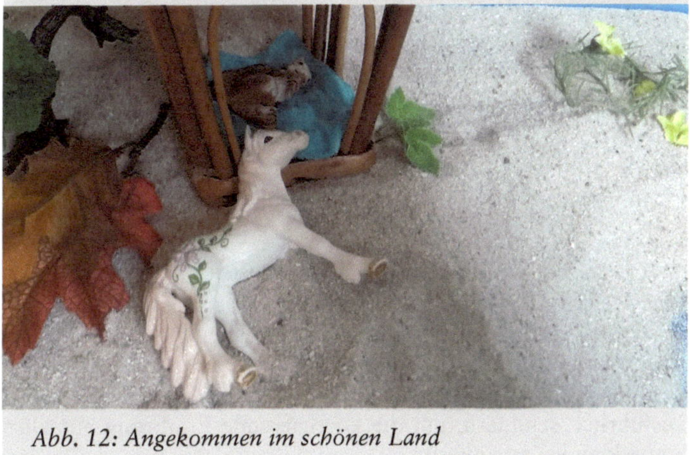

Abb. 12: Angekommen im schönen Land

Ich frage Kira, ob sich das Eichhörnchen jetzt sicher genug fühlt oder noch etwas braucht. Sie wünscht sich, dass die Figuren im anderen Sandkasten mit einem Steinwall umgeben werden, damit sie ihm nicht folgen können. Anschließend kann es entspannen.

Längere Zeit betrachtet Kira die Szene, dann setzt sie das Eichhörnchen in einen Kreis kleiner Tiere: Sie sind seine Freunde. Es erzählt ihnen, was geschehen ist, sie hören ihm zu und trösten es. Sie freuen sich, dass die Geschichte gut ausgegangen ist und es ihm jetzt gut geht (siehe Abb. 13).

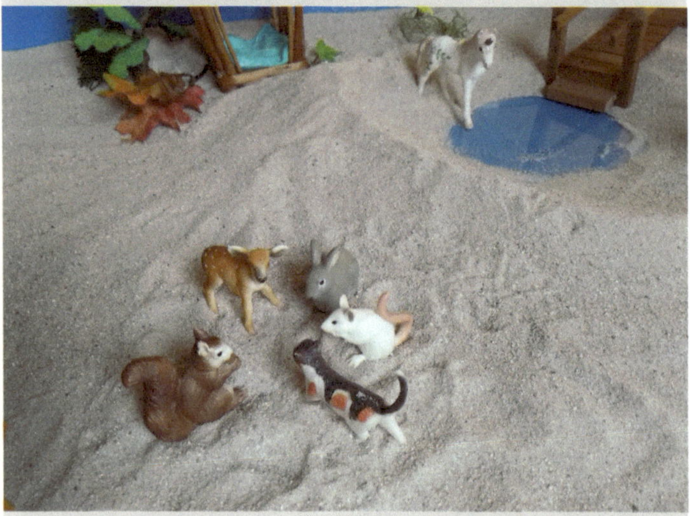

Abb. 13: Das Eichhörnchen erzählt seinen Freunden

Anwendung beim zeichnerischen Gestalten

Eine Rettung aus einer traumatischen Situation lässt sich auch zeichnerisch gestalten. Hilfsfigur und Zufluchtsort werden dabei als Erstes gemalt, bevor sich das Kind der Traumaszene zuwendet. Wie im Sandspiel lasse ich mir das Erleben am sicheren Ort ausführlich schildern, um die korrigierende Erfahrung auf allen Sinneskanälen zu ankern.

Tom, 12 Jahre alt, hat im Vorschulalter einen heftigen Streit zwischen seinen Eltern erlebt. Seine Mutter fiel hin, verletzte sich am Kopf und lag blutend am Boden, bis ein Rettungswagen eintraf. Obwohl die Situation Jahre zurückliegt, holen ihn Bilder davon noch immer ein. Ich erkläre Tom, dass man in solchen Schreckensmomenten »stecken bleiben« kann, wir aber versuchen können, Hilfsfiguren in die Szene zu schicken, die dem kleinen Tom von damals beistehen. Bei der Umsetzung entscheidet er sich für das Malen.

Als Hilfsfigur zeichnet er zunächst Zenyatta, einen Mönch aus einem Manga, der in Meditationshaltung mit ausgestreckten Armen in der Luft schwebt und ein Energiefeld um sich aufbauen kann. Zenyatta sei ein Friedensstifter mit einer beruhigenden Aura. Hinzu kommt Tracer, eine weibliche Figur, die die Zeit anhalten und zurückdrehen kann. Beim Zeichnen erzählt mir Tom von der Angst, die er damals um seine Mutter hatte; dabei hilft es ihm, im Tun zu bleiben. Kurz blickt er zwischendurch auf und schaut mich an.

Als beide Hilfsfiguren vor ihm liegen, kann sich Tom vorstellen, sich der Szene von damals zuzuwenden und ihn als kleinen Jungen dort herauszuholen. Dazu wählt er zwei weitere Hilfsfiguren, Naruto und Sasuke, die gut trösten und beschützen können. Meine Frage, ob auch für die Mutter etwas getan werden soll, verneint er: Es reiche aus, dass Tracer die Zeit gestoppt hat; sie habe alles unter Kontrolle.

Über mehrere Stunden arbeitet Tom anschließend an einer Zeichnung, auf der eine Schaukel zwischen zwei Bäumen hängt: Dort habe Naruto früher selbst geschaukelt, als er einsam war, jetzt hält er den kleinen Tom auf dem Schoß und schaukelt mit ihm. Aus einem Loch im Baumstamm schaut ihnen eine Eule zu. Am Waldrand steht Narutos Lieblingsrestaurant, in dem er Tom eine Nudelsuppe gekauft hat. Über ihnen schwebt groß Zenyatta, der die anrührende Szene betrachtet und schützt.

5.4 Kontakt zu dissoziierten Anteilen im Spiel

Lisa, 4 Jahre alt, lässt es nach einem Übergriff beinah zu, dass eine kleine Ente von einem Hund gefressen wird; reglos liegt sie vor ihm. Erst als ich eingreife und die Ente gerettet ist, scheint sie die überstandene Gefahr zu realisieren.

Anschließend möchte Lisa ein Foto der Tiere haben, die in der Geschichte mitgespielt haben. Während ich es aufnehme, lässt sie einen Maulwurf aus der Erde auftauchen. Er fragt, was denn hier los war, es sei so laut gewesen? Zusammen mit Lisa erzähle ich ihm, was der kleinen Ente beinahe passiert wäre und dass es ihr jetzt gut geht.

Ist eine Traumageschichte gut beendet, stellen Kinder die Figuren oft zueinander und lassen sie noch einmal über das Geschehene sprechen. Die Spielsequenz mit Lisa hat mir gezeigt, wie wichtig dies sein kann, um zuvor nicht präsente Anteile zu erreichen.

In von Kindern zugeteilten Rollen erleben Therapeut:innen oft das, was dem Kind angetan wurde. Dies kann Momente einschließen, in denen es während des Traumas dissoziierte. Das Spiel gibt Kindern die Möglichkeit, solche Szenen von außen zu betrachten. Das »unfühlbare und unsagbare Innere mit Sprache zusammenzuführen«, bedeutet nach Weinberg (2005, S. 56) einen Schritt zur Integration. Hierzu gehört auch die Realisierung: »Es ist wirklich mir passiert.«

Sarah, 5 Jahre alt, lässt mich als Hund erleben, was ihr selbst geschehen ist: Im Rahmen einer Als-ob-Handlung werde ich geschlagen, getreten, habe Schmerzen und große Angst. Sarah gibt mir die Regieanweisung: »Dann hättest du dich tot gestellt.« Lange liege ich reglos am Boden, bevor sie fortfährt: »Am nächsten Morgen wärst du aufgewacht und dir hätte alles wehgetan.«

Noch in ihrer Verkleidung als Katze sieht Sarah mich an und sagt: »Das ist mir auch passiert.«

5.5 Fokussierung von Ressourcen und Bewältigungskompetenzen

Kein Kind ist nach Michael White (2009, S. 9)

> »ein passiver Empfänger eines Traumas, unabhängig vom Charakter des Traumas. Kinder ergreifen Maßnahmen zur Minimierung der Belastung durch ihr Trauma, indem sie die Episoden ihres Traumas ändern, oder sie suchen Möglichkeiten einer Änderung der Auswirkungen des Traumas auf ihr Leben.«

»Mit-Teilung«, »Mit-Gefühl« und Rückgewinnung von Vertrauen

Eine Neuerzählung von Traumageschichten ist Teil der narrativen Arbeit im Sandspiel. Vor allem für geflüchtete Kinder ist es sinnvoll, diesen Zugang in Gruppen anzubieten. Trauma ist mit einem Erleben von Einsamkeit verbunden; »Mit-Teilung« und »Mit-Gefühl« kennzeichnen nach Andreas Krüger wichtige Bestandteile einer Traumatherapie. Ein geschütztes Gruppensetting[12] kann es Kindern mit Fluchterfahrungen ermöglichen, nach dem Verlust von Heimat, Angehörigen und Freunden wieder Gemeinschaft zu erleben. Sandbilder der Kinder zeigen Ich-Zustände, die vor den meist selbst belasteten Bezugspersonen zurückgehalten werden; der Austausch über die Bilder öffnet anschließend einen Raum für Hoffnungen und Wünsche. Trauma- und Ressourcennetzwerke können sich verbinden (Böhmer, Brächter u. Plum 2024):

MICHAL, 7 Jahre, lässt im Sand Soldaten gegeneinander kämpfen. Beim Vorstellen seines Sandbilds öffnet er eine Kiste auf der Seite der ukrainischen Soldaten: In ihr sind Kinder versteckt, die ihre Eltern verloren haben. Wie immer in seinen Sandbildern trägt ein Soldat auf der russischen Seite eine weiße Fahne.

Die Kinder hören Michals Geschichte gespannt zu. Er erlebt, wie sie seine Gefühle mittragen; alle erschrecken, als er die Kiste öffnet. Er wird gefragt, ob die russischen Soldaten von

12 Hierzu gehören u. a. stabilisierende Körperübungen zum Abschluss der Gruppenstunden.

den Kindern wissen; er geht davon aus, dass zumindest der Soldat mit der weißen Fahne von ihnen weiß. Michal wird gewünscht, dass er den anderen von ihnen erzählt und sie den Kampf einstellen.

Yevgenij stellt dar, wie ein Bär aus einem Wald auf russische Truppen zuläuft, sodass sie sich nicht weiter nähern. Yevgenij, der selbst russische Freunde hat, wünscht sich, dass das Gute gewinnt, der Krieg aufhört und die Menschen geschützt werden. Die Kinder wünschen ihm, dass mehr Bären in den Wald kommen, damit seine Wünsche in Erfüllung gehen.

In seinen folgenden Sandbildern greift Yevgenij die Anregung auf; viele Bären kommen aus dem Wald. Neben ihnen entsteht Platz für ein Herz und ein Huhn.

Explorieren von Widerstandshandlungen

Wilhelm Rotthaus (2023) warnt davor, Jugendliche nach erlebter (sexualisierter) Gewalt ausschließlich als Opfer wahrzunehmen. Ressourcen in der Traumasituation können aufgespürt werden, indem man exploriert, auf welche Art einem Täter Widerstand entgegengesetzt wurde. Dies kann sich in einem Abwenden des Kopfs äußern, einem Versteifen des Körpers oder einem Gedanken wie: »Hoffentlich ist bald alles vorbei.«

> »Vielen Jugendlichen [...] gelingt ein völlig neuer Blick auf sich selbst, wenn sie sich bewusst machen, dass sie dem Missbrauch Widerstand entgegengebracht haben. Sie erleben Handlungskompetenz trotz der Tatsache, dass sie überwältigt wurden. Sie gewinnen ein Stück Würde zurück. Und das Bedürfnis nach Selbstbestrafung und damit nach selbstverletzendem Verhalten entfällt« (a. a. O., S. 158 f.).

Erinnerungswürdiges von Schlimmem differenzieren

Susy Signer-Fischer (Signer-Fischer, Gysin u. Stein 2009, S. 127 ff.) differenziert bei der Bearbeitung traumatischer Einzelereignisse zwischen dem »Schlimmen« und dem, was ein Kind nicht vergessen soll. Letzteres kann sich beispielsweise darauf beziehen, dass es sich bei einem Sturz so drehte, dass es nicht auf den Kopf fiel.

In der Therapie geht sie dabei in folgenden Schritten vor:

- Die Therapeutin notiert den Ablauf der vom Kind erzählten Traumasituation.
- Das Kind zeichnet Behälter für »Neutrales«, »Schönes«, »das, woran man sich erinnern soll« und »Schlimmes«, bemalt sie mit Symbolen und gibt ihnen Namen.
- Während die Therapeutin den Ablauf wiedergibt, hört das Kind in einer leichten Trance zu und benennt, welcher Teil der Handlung in welchen Behälter gefüllt wird.
- Anschließend werden die Behälter imaginativ im Gedächtnis (Regale, Kisten etc.) abgelegt. Bevor das Kind die Augen wieder öffnet, werden die Bilder der Behälter entfernt.

»Schale des Lichts« und »Surfbrett des Lebens«

Joyce Mills (Mills u. Crowley 1998) nutzt kreative Gestaltungen, um nach Traumatisierungen wieder einen Zugang zu Ressourcen zu ermöglichen[13]. Von Kindern in Katastrophengebieten lässt sie aus Ton »Schalen des Lichts« formen, die Zustände früheren Glücks und innerer Stärke visualisieren. Hierzu erzählt Mills folgende Geschichte:

> »Jedes Kind wird mit einer Schale aus Licht geboren. Damit kann es mit den Fischen schwimmen, mit den Vögeln fliegen und sich rundum wohlfühlen. Doch im Leben passieren auch negative Dinge: Verletzungen, Schmerzen, Ärger. Sie werden zu Steinen und sammeln sich in der Schale, bis das Kind sich selbst fühlt wie ein Stein und nicht mehr wachsen kann. Aber das Wundervolle ist, dass das Kind nur lernen muss, die Schale herumzudrehen und die Steine herauszuschütten. Denn das Licht ist immer da.«

Die Arbeit an einem »Surfbrett des Lebens« rückt Bewältigungskompetenzen in den Fokus. Auf (ausgesägte oder gezeichnete) Surfbretter werden Symbole für all das gemalt, was einem auch bei hohen Wellen hilft, sicher auf dem Brett zu bleiben. Währenddessen spricht Mills davon, wie unterschiedlich das Meer sein

13 Die hier beschriebenen Gestaltungstechniken wurden von Mills bei verschiedenen Workshops auf »Teiletagungen« und auf »Kindertagungen« der M.E.G. vorgestellt.

kann: Es gibt Zeiten fast ohne Wind, genau richtige Wellen, bei denen es Spaß macht zu surfen, und Stürme, in denen man fast untergeht. Es kommt darauf an, in Kontakt mit seinen Ressourcen zu bleiben und »das Leben zu surfen«.

5.6 Unterscheidung zwischen »damals« und »heute«

Zur Bewältigung belastender Erfahrungen trägt bei, sie als abgeschlossenes Ereignis in der Vergangenheit zu verorten. Hierzu hilft bereits die Form, in der Kinder die von ihnen erspielten Geschichten beginnen lassen: »Vor langer Zeit ...«, »Es war einmal ...«.

Zur emotionalen Distanzierung von Erlebtem kann ein »Trennsieb« imaginiert werden, in dem unangenehme Gefühle hängen bleiben und aufgelöst werden (Zanotta 2018a, S. 244 f., mit Bezug auf Emmerson 2014). Mit Kindern nutze ich zur Veranschaulichung ein Tuch, das unmittelbar vor dem »Hindurchgehen« durch das Sieb zur Seite genommen wird; oft fühlen sie sich anschließend deutlich freier. Weitere Durchgänge mit immer feineren Sieben können sich anschließen.

Biografische Arbeit mit Handpuppen

Abstand zu Vergangenem kann auch erzielt werden, indem früheres (traumatisches) und heutiges Erleben einander gegenübergestellt werden. Bei der biografischen Arbeit mit Handpuppen (Mrochen u. Bierbaum-Luttermann 2014) werden beide Ich-Zustände durch Figuren verkörpert:

- Gewählt wird zunächst eine Handpuppe für das erinnerte Erleben in einer zurückliegenden schwierigen Lebensphase,
- anschließend eine Handpuppe für das Erleben in der Gegenwart.
- Beide Handpuppen werden miteinander in Kontakt gebracht: Die Puppe von »heute« kann mitteilen, dass das Kind überlebt hat, und kann darüber berichten, wie es ihm heute geht und was es heute tut.

»Retro-States« aus der Vergangenheit holen

Veränderungen im Leben können auch in Skulpturen dargestellt werden (Brächter 2014a). Dabei wird mit einer Skulptur der Zeit begonnen, in der es einer Familie gut ging, bevor eine belastete Zeit anbrach. In einer dritten Skulptur kann dieser Phase das »Heute« gegenübergestellt werden.

Pia, 8 Jahre alt, hat ihre Mutter während einer längeren Erkrankung sehr vermisst; noch immer ist sie stark in der Vergangenheit verhaftet. Die Mutter steht als Giraffe weit von den anderen Tieren entfernt im Sand; als Kamel, das Wasservorräte speichern kann, hat der Vater die Kinder gut durch die damalige »Durststrecke« gebracht.

Als ich Pia frage, woran ihr Esel erkennen kann, dass diese Zeit vorbei ist, gestaltet sie für die Figuren der Familie eine Wasserstelle: Die Durststrecke liegt hinter ihnen. Zur Erinnerung nimmt sie ein Foto davon mit nach Hause.

Auch beim Zeichnen kann es gelingen, zurückliegende Lebensphasen zu integrieren. Werden dabei sehr fragile Ich-Zustände berührt, ist es wichtig, das Geschehen sicher zu rahmen. Anfangs- und Endbild können zuerst fertig gestaltet und sichtbar platziert werden, bevor sich ein Kind dem schwierigen Teil seiner Geschichte nähert.

Auch Shirin, 10 Jahre alt, war sehr in Sorge um ihre Mutter, als diese erkrankte. Sie fürchtete, sie für immer zu verlieren.

Spontan malt Shirin eine Sonne, einen Stern und ein Herz, danach weiß sie nicht weiter. Ich schlage vor, die Symbole auszuschneiden und auf größere Blätter zu kleben. Vielleicht entsteht hieraus eine Geschichte?

Shirin beginnt sofort zu zeichnen; Sonne, Stern und Herz bezeichnen in ihrer Geschichte unterschiedliche Ich-Zustände.

Shirin beginnt mit einer Szene, in der ein Mädchen mit seiner Mutter das Haus verlässt. Der Himmel ist blau, die Sonne scheint (siehe Abb. 14). Die beiden gehen in einen Park mit einem Streichelzoo. Auf dem dritten Bild ist die Mutter nicht mehr zu sehen, das Mädchen ist allein. Wenigstens kann es den

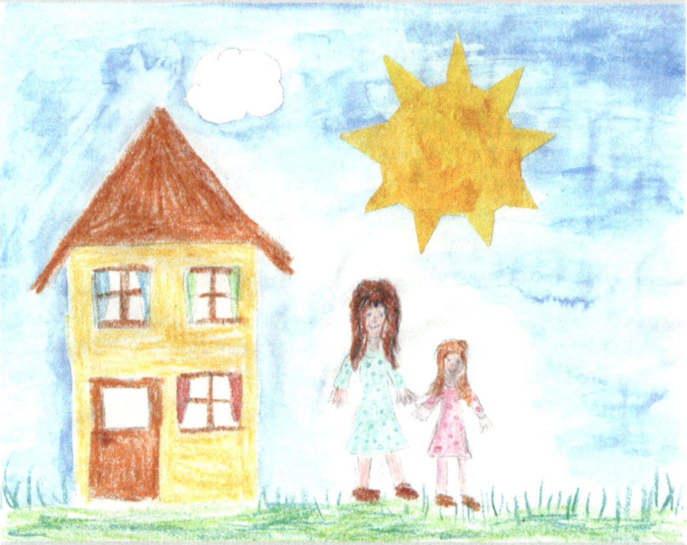

Abb. 14: Sonne

Tieren zuschauen. Danach sitzt es auf einer Bank und weint; eine Wolke am Himmel wird von Bild zu Bild größer. Auf der Suche nach seiner Mutter verläuft es sich im Wald.

Die Dämmerung kommt, der erste Stern ist zu sehen. Das Mädchen klettert auf einen Felsen, weinend hält es Ausschau nach der Mutter (siehe Abb. 15). Als es dunkel wird, beginnt das Mädchen zu schreien; Shirin malt große Schallwellen in den Himmel. Schließlich hört die Mutter die Rufe und findet es. Mit einer Taschenlampe in der Hand kehren Mutter und Tochter nach Hause zurück, zwischen ihnen schwebt das große Herz (siehe Abb. 16).

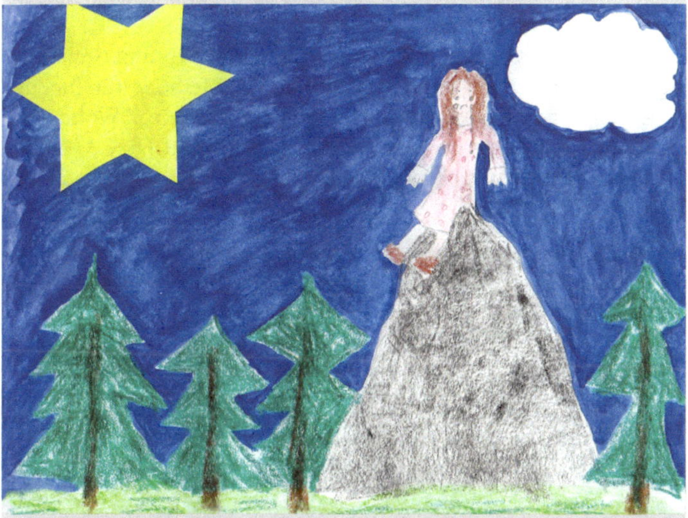

Abb. 15: Stern

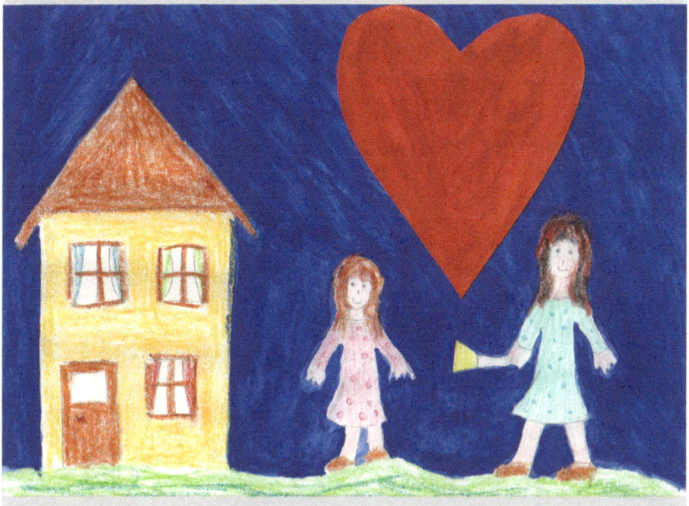

Abb. 16: Herz (Illustrationen nach Vorlage einer Kinderzeichnung)

5.7 Integration ins Leben: »Lebensbaum« und »Lebensfluss«

Ein Ziel von Traumatherapie ist die Integration traumatischer Ereignisse in ein Lebensnarrativ. Eine schöne Methode für Jugendliche ist hierzu die Gestaltung eines Lebensbaums. Woltemade Hartman lässt dabei einzelne Teile des Baums auf DIN-A-4-Blätter malen, die anschließend zusammengefügt werden[14]. Nacheinander werden gemalt:

- die Wurzeln des Baums (Was hält ihn, stützt ihn, gibt ihm Kraft?)
- das, woraus der Baum entstanden ist, was ihn nährt (der Bereich noch unter den Wurzeln)
- der Stamm (mit allen Verletzungen in der Lebensgeschichte)
- die Krone
- die Ich-Zustände, die sich im Lauf des Lebens herausgebildet haben und vielleicht als Tiere auf den Ästen sitzen.

Der Baum bildet eine Metapher dafür, dass es möglich ist, auch nach Verletzungen weiterzuwachsen und eine Krone zu entwickeln (siehe Abb. 17). Die Arbeit kann mehrere Stunden umfassen. Beim Zeichnen des Stamms sollte ausreichend Zeit eingeplant werden, berührte Gefühle aufzufangen und zu rahmen.

Analog zum Lebensbaum kann auch ein Lebensfluss gestaltet werden: Wo entspringt er, woher bezieht er sein Wasser? An welchen Landschaften fließt er vorbei? Gibt es in seinem Verlauf Engstellen und wie werden sie überwunden? Welche Tiere bewohnen ihn?

14 So bei einem Intensivseminar in Ego-State-Therapie bei der M.E.G. Rottweil 2014.

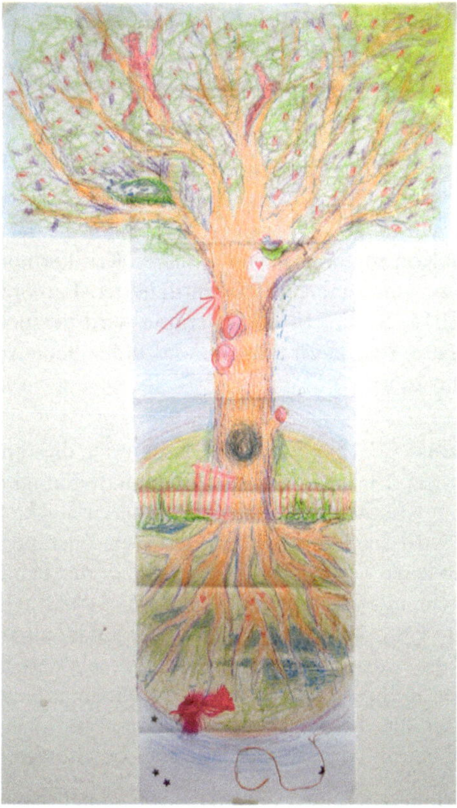

Abb. 17: Ein Lebensbaum

6 Teilearbeit bei destruktiv agierenden Ich-Zuständen

6.1 Vorgehen in der Ego-State-Therapie

»Destruktiv wirkende Ego-States« bezeichnen in der Ego-State-Therapie ein Kontinuum, das von »inneren Kritikerinnen und Kritikern« bis zu »täternahen/täteridentifizierten Ego-States« reicht (Fritzsche 2014, S. 32). In der Therapie wird versucht, ihre ursprünglich gute Absicht zu erfassen und ihnen neue Aufgaben im inneren Team zu geben.

Silvia Zanotta (2018b, S. 144 ff.) beschreibt dies am Beispiel von SUSANNE, 14 Jahre alt, die zwanghaft Süßigkeiten isst. Nach einem Kontaktaufbau zu ihrer inneren Stärke und einer Hilfsfigur wird der symptomassoziierte Ich-Zustand durch ein kleines Mädchen verkörpert, das ein Eis in der Hand hält. Es wird von einem Soldaten mit einer Lanze dazu gebracht, zu naschen. Im Gespräch zeigt sich, dass der Soldat als selbstschädigender Ego-State in Susannes Leben kam, als sie zeitgleich zu Belastungen in ihrer Familie Angst vor einem strengen Lehrer hatte. Als sie den Lehrer als große Figur neben das Mädchen stellt, wird einfühlbar, dass der Soldat es beschützen wollte.

Zanotta erinnert Susanne daran, dass dies nicht jetzt passiere und sie die Macht habe, den Lehrer »unschädlich zu machen«. Seine Figur wird umgeworfen; für das Mädchen wird mit weiteren Hilfsfiguren ein sicherer Ort errichtet.

Im Einverständnis mit Susanne spricht Zanotta anschließend direkt mit dem destruktiv wirkenden Ego-State und erklärt ihm, dass Susanne inzwischen älter und die Situation längst vorbei sei. Susanne bittet ihn, sie künftig beim Lernen zu unterstützen.

6.2 Umgang mit täteridentifizierten Ich-Zuständen im Spiel

Kinder von der Täter- in eine Retter-Rolle bringen
Traumatisierte Kinder können im Spiel Ich-Zustände zeigen, die in ihrer Destruktivität weit über den oben beschriebenen »Soldaten« hinausgehen. Werden schwächere Figuren gequält und misshandelt, haben Kinder oft den Kontakt zu eigenen traumatisierten Ich-Zuständen verloren und sind einseitig mit der Täterrolle identifiziert. Bei täteridentifizierten Handlungen gegen eigene Anteile versucht Aichinger (2012), das Kind in eine Retterrolle zu bringen.

Zuvor lässt er Tierpuppen für unterschiedliche Teile des Erlebens wählen.

Nach familiärer Gewalt wählt ein 5-jähriger Junge hierbei

- einen Gepard für sich selbst,
- eine kleine Katze für seine Angst und
- einen starken Dino für »die Seite, die wüte und angreife«.

Anschließend greift Max die Katze mit Tieren an, die bedrohliche Seiten seiner Eltern verkörpern. In der folgenden Stunde fällt er selbst über die Katze her und dreht ihr den Hals um.

»Er zeigt damit eine Täter-Haltung, die die schwache Seite nicht leiden kann und sie demütigt. Um zu dissoziieren, dass nicht er, sondern eine Seite von ihm die Angst bekämpft, frage ich, ob dies der Dino sei, der sich über die Angst der Katze lustig mache. Sofort holt er den Dino, kackt auf die Katze, steckt sie dann mit der Nase in die Kacke, gibt ihr Kopfnüsse und wird zunehmend heftiger und aufgedrehter. Als ich frage, ob irgendjemand dem Kätzchen zur Hilfe komme, verneint er wieder. Als Katze jammere ich vor mich hin, wie schrecklich und kaum aushaltbar es ist, so ohnmächtig und hilflos zu sein und keine Hilfe zu erhalten.

Dann wechsle ich in die Rolle eines Löwen und suche als Löwe den starken Gepard, von dem ich gehört habe, dass dieser berühmte Held bedrohten Tieren zur Hilfe eile […]. Mit dem Gepard greift Max daraufhin vehement den Dino an und kämpft mit ihm verbissen, bis er ihn besiegt hat. Ich versorge inzwischen als Löwe das verletzte Kätzchen, seinen verletzten Anteil [...].

Nachdem ich den siegreichen Gepard bewundert habe, bitte ich ihn als Löwe um Hilfe, ich bräuchte dringend für das verletzte Kätzchen Heilkräuter, die nur auf dem höchsten Fels wachsen und die allein der gute Kletterer Gepard holen könne, und aktiviere damit einen zugewandten kompetenten Kind-Zustand. Sofort klettert er hoch und bringt die Heilkräuter. Gemeinsam legen wir sie vorsichtig auf die Wunden der Katze und streicheln sie dabei« (a. a. O., S. 171 ff.).

»Täter-Imprints« entmachten

Um Menschen von Spuren zu befreien, die ein Täter in ihren inneren Systemen hinterlassen hat, ist nach Roland Kachler (2022) eine umfangreiche »Depotenzierung« des Täter-Imprints[15] wichtig. Hierzu gehören für ihn

- die Depotenzierung des Täters-Imprints in der Traumasituation, bei der dieser (häufig) von einer bewaffneten Figur konfrontiert wird,
- die Benennung der Strafbarkeit seines Handelns,
- eine imaginierte Verurteilung bei Gericht,
- die »Verweisung in die Vergangenheit«,
- Verkleinerungs- und Verwandlungsvorstellungen und das Deponieren an einem Verwahrort. Dies kann beispielsweise durch die Vorstellung geschehen, »dass eine starke Zauberin das Täter-Imprint in eine kleine graue Maus oder in einen Stein verwandelt. Die Maus wird in einen Käfig gesperrt oder der Stein wird an einem fernen Gebirgsort abgelegt« (a. a. O., S. 123).

Kinder greifen Elemente des von Kachler benannten Vorgehens oft spontan im Spiel auf.

Cihan, 9 Jahre alt, zeichnet im Ressourcenbrettspiel einen Weg über eine Eisfläche. Eine Stelle wirkt dabei besonders bedroh-

15 Mit diesem Begriff grenzt sich Kachler von der Bezeichnung »Täterintrojekt« ab, vgl. Kachler 2022.

lich: Das Eis könnte brechen. Cihans Ressourcenkarte enthält die Lösung: »Es der Mutter erzählen.« Zwei Figuren mit Herzen stehen sich darauf gegenüber: »Ich rede!« – »Das freut mich!«.

Zu Hause erzählt Cihan seiner Mutter von sexualisierten Übergriffen durch einen Fremdtäter. Nachdem er sich zuvor in der Therapie an Regelspielen festhielt, wendet er sich nun freien Ausdrucksformen zu. Über viele Stunden inszeniert er einen Banküberfall, bei dem der Täter seine Taten leugnet, falsche Spuren legt und immer wieder fast davonkommt. Dabei übernimmt Cihan die Rolle eines Polizisten, der nicht aufgibt, ihn durchschaut, ihn schließlich anhand von Fingerabdrücken identifiziert und in Handschellen abführt. Das Spiel endet mit einer Verurteilung des Täters, die später auch in der Realität erfolgt.

Als Power-Ranger steht Cihan anschließend auf dem Dach eines Gefängnisturms, den er mit stabilen Holzklötzen im Sand errichtet hat; anschließend wechselt er in den zweiten Sandkasten und feiert mit Freund:innen eine Party.

6.3 Umgang mit Botschaften innerer Kritiker:innen

Alten Sätzen widersprechen

Jochen Peichl (2013) beschreibt anschaulich, wie destruktiv wirkende Ich-Zustände entstehen können: Werden Kinder misshandelt oder entwertend behandelt, kann es aufgrund ihres Bindungsbedürfnisses lebenswichtig sein, abwertende Äußerungen über sich zu übernehmen, um ihre Bezugspersonen weiter als gut imaginieren zu können.

Begegnen mir bei älteren Kindern oder Jugendlichen selbstabwertende Äußerungen, frage ich, woher sie diese kennen und an wen sie diese Stimmen erinnern. Hilfsfiguren können anschließend in die Vergangenheit reisen und den Sätzen widersprechen.

Auf das Leben von heute blicken

Selbstabwertenden Stimmen aus einer anderen Zeit kann in einer Skulptur auch das im Leben Erreichte gegenübergestellt werden. Suchprozesse beim Gestalten schaffen oft eine tiefe Verbindung zu den erworbenen Ressourcen. Alte Sätze innerer Kritiker:innen, die auf das heutige Leben schauen, wirken demgegenüber überholt und verlieren ihre Macht. Möglicherweise entstehen Ideen, welche Botschaften in Zukunft passender sein könnten (Brächter 2018b):

YASMIN, 17 Jahre alt, gestaltet in einer Skulptur, wie ihr Leben nach einer von Gewalt geprägten Kindheit heute aussieht. Zunächst zeichnet sie selbstvergessen eine Spirale in den Sand. Um sie herum stellt sie anschließend Freund:innen auf, die sie in ihrer Wohngruppe gefunden hat, ein Pferd, auf dem sie manchmal reitet, einen Schreibtisch für ihre beruflichen Pläne und eine männliche Figur für ihre Vorstellungen von einer zukünftigen, liebevollen Beziehung.

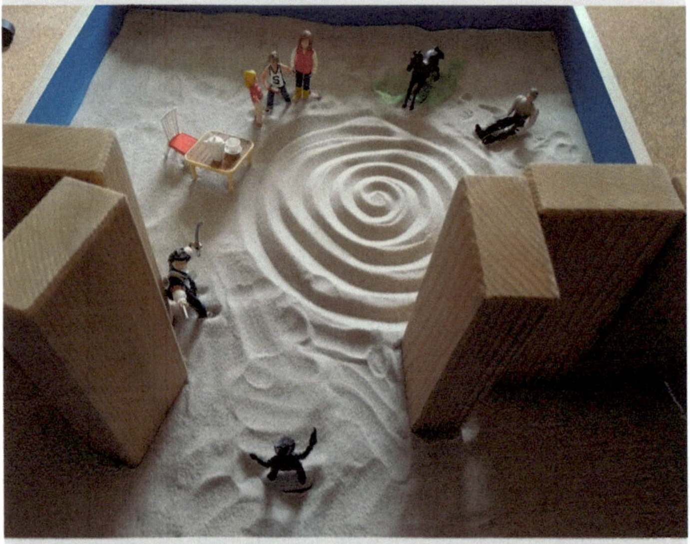

Abb. 18: Ein Blick auf das Leben heute

Ihren selbstabwertenden Anteil externalisiert Yasmin anschließend durch eine dunkle Figur (»Zorro«), die durch eine hohe Mauer von ihrem heutigen Leben abgegrenzt wird. Sie geht davon aus, dass Zorro von ihrem neuen Leben noch nichts mitbekommen hat. Geschützt durch eine bewaffnete Piratin wird ein Tor in der Mauer geöffnet, damit er einen Blick hierauf werfen kann, ohne das neu Erworbene zu überrennen (siehe Abb. 18).

»Schurkenschrumpfen«

Als »Schurkenschrumpfen« bezeichnet Peichl (2013, S. 111 f.) ein Vorgehen, das auf eine Dis-Identifikation von »leichteren Fällen« innerer Kritiker:innen abzielt. Auf einem Bildschirm wird imaginiert, wie diese ihre Botschaften verbreiten; mit einer Fernbedienung können Gestalt und Stimme so lange verändert werden, bis die Sätze ihre Wirkung verlieren. Alternativ können die inneren Kritiker:innen aufgefordert werden, Vorschläge zu machen, wie sich ihre »gute Absicht« mit weniger »Nebenwirkungen« erreichen lässt.

7 Teilearbeit bei auf Kampf fixierten Ich-Zuständen

7.1 *Stärkende Aspekte von Aggression*

Sich stark erleben im Probehandeln

Viele Kinder inszenieren in der Therapie begeistert Kämpfe, während sie in ihren sozialen Beziehungen eher zurückhaltend sind. Wählen sie eine Figur, die andere angreift (wie einen hungrigen Hai in Abschnitt 4.2), kann dies ein erstmaliger Versuch sein, eigenen Bedürfnissen Raum zu geben. In der Spielbegleitung richte ich keine Lösungsvorschläge *gegen* Figuren, wenn solche Seiten des Kindes an der Entfaltung gehindert werden könnten. Bei der Einschätzung, ob ein Kind im Spiel seine Möglichkeiten erweitert oder ein Hai eine von ihm erlebte Bedrohung symbolisiert, achte ich auf seine Erzählungen und Körperreaktionen. Spielt es freudig oder ist traumatisches Erleben spürbar?

Sich stark erleben nach Traumatisierungen

Die eigene Kraft zu spüren und blockierte Bewegungsimpulse zu lösen, ist vor allem nach Traumatisierungen wichtig. Teils geschieht dies spontan im Rollenspiel (vgl. Abschnitt 4.4), es kann aber auch von außen angeregt werden. Silvia Zanotta (2019) lässt Kinder beispielsweise erleben, wie Angreifer an einem Stromkreis abprallen, der ihren sicheren Ort schützt, lässt sie gegen Zauberer und mit Batacas kämpfen, fotografiert ihre »Kampfgesichter« und auf dem Boden liegende besiegte Gegner. Ziel ist es dabei, die Kinder aus einem »Freeze«-Zustand zu lösen und in einen Kampfmodus (»Fight«) zu bringen (Zanotta 2014, S. 247).

7.2 *Wege aus der Kampf-Fixierung*

Wahl einer Position an der Seite des Kindes im Rollenspiel

In anderen Fällen kann es wichtig sein, Kinder aus verfestigten Kampf-States herauszulösen. Neben PC-induzierten Kampfspielen[16] zeigen sich endlose Kämpfe vor allem bei Kindern, die sich in einem Zustand von Hyperarousal vor Bedrohungen zu schützen versuchen. Schießen sie um sich, weil sie sich einer Übermacht gegenübersehen, wähle ich eine Position an ihrer Seite, rege Wachablösungen an und übernehme die Grenzsicherung (Brächter 2010, 2022). Gelingt es Kindern, sich für Momente in die »Kommandozentrale« zurückzuziehen und zu entspannen, erschließt dies einen anderen Ich-Zustand:

> KARL, der permanent feindliche Weltraumtruppen abwehren musste, fordert mich nach einem Blick auf seinen »Monitor« auf, das Feuer einzustellen und den Schutzschirm zu öffnen: Befreundete Truppen seien im Anflug.

Andere Kinder können einen solchen Vorschlag nicht annehmen:

> MARCO erklärt, dass es unmöglich sei, das Schießen einzustellen: Ein Kind, das er beschützen müsse, sei in zu großer Gefahr. Auf meine Anregung, für das Kind einen sicheren Ort zu gestalten, entsteht im Sandkasten ein Bild großer Verlassenheit: Völlig allein liegt ein Baby auf einem Berg in einer Krippe. Marco stellt einen Spiegel hinzu, damit es wenigstens sich selbst sieht, und ein Grammofon, damit es etwas hören kann. Er zeigt mir, dass er in einer »Retter-Rolle« kämpft; die Szene ermöglicht es, sich im Verlauf seinem verletzten Ich-Zustand zuzuwenden.

Von Kindern habe ich viele Anregungen für den Ausstieg aus Kämpfen übernommen, die in anderen Spielsituationen nutzbar sind:

- Zustände von Wut und Verzweiflung können auf eine DVD gebrannt und in einen Tresor gelegt werden.
- Auf Kampf programmierte Tiger können »enthypnotisiert« werden.
- Vor einem Vulkanausbruch kann der Druck überprüft werden, um rechtzeitig Lava abfließen zu lassen.

---

16 Vgl. hierzu Brächter (2018b).

- Zorro, der Überfälle begeht, »weil er nichts anderes gelernt hat«, kann nach einer »Umschulung« neue Erfahrungen machen.

Modellhaftes Schützen eigener Figuren in der Sandspieltherapie

Bei endlosem Kampfspiel im Sand versuche ich, mit eigenen Figuren Anregungen in das Spiel hineinzugeben. Hierbei orientiere ich mich am Vorgehen der Kinderorientierten Familientherapie (KOF), bei dem Stellvertreterfiguren von Kind und Therapeut:in nicht verletzt oder getötet werden dürfen (Reiners 2013; Brächter 2018b). Modellhaft schütze ich meine Figuren durch Burgen, die ich als unzerstörbar definiere. Kinder errichten daraufhin meist auch für ihre Figuren sichere Orte. Von dort aus kann es möglich sein, sich in anderen Ich-Zuständen zu begegnen: Bei äußerer Bedrohung können unsere Figuren gemeinsam handeln; gerät eine meiner Figuren in Gefahr, kann das Kind ihr in einer starken Rolle zur Hilfe kommen.

> Nach vielen Stunden gleichförmiger Kämpfe stattet Robin seine Burg mit einer Schatzkammer aus, errichtet einen Übungsplatz zum Bogenschießen und baut im Burghof Heilkräuter an. Nur ein Dinosaurier bleibt angekettet, weil er manchmal noch gefährlich ist und die Ritter töten will. Er hört jedoch auf die anderen Tiere, die ihn dann davon abbringen.

Mentalisierende Fragen als Zugang zu Ich-Zuständen

Aggressives Verhalten verstehe ich als bisher bestmöglichen Lösungsversuch von Kindern in oft schwierigen Lebenssituationen. Eigene Spielideen versuche ich so an sie heranzutragen, dass sie sich damit nicht abgelehnt fühlen. Zur Annäherung an Motive hilft es, dem Kind eigene Gefühle während der Spielhandlung zur Verfügung zu stellen:

> Ben, 6 Jahre alt, inszeniert im Sand immer wieder Situationen, in denen kleine Tiere von Raubtieren bedroht werden;

erst im letzten Moment wechselt er die Seite und schlägt sie in die Flucht. Als er einen Panther in besonders aggressiver Form über Tierkinder herfallen lässt, spreche ich aus, dass mir dies wie ein Kampf um Leben und Tod erscheint. Hierauf erfahre ich, dass der Panther während einer Hungersnot beinahe gestorben wäre. Wölfe kommen zu Hilfe, um ihre Futtervorräte mit ihm zu teilen.

Die »Hungersnot« spiegelt Bens Überforderung in einer Lebensphase wider, in der sich die Eltern um ein frühgeborenes und anschließend erkranktes Geschwisterkind sorgten; mit seiner Angst und dem Gefühl von Verlassensein blieb er allein. Die Spielsequenz wird zu einem Wendepunkt in der Therapie. Durch das gemeinsame Sandspiel (vgl. Abschnitt 8.4) dicht am Geschehen beteiligt, erfassen die Eltern seinen verletzten Ich-Zustand und können seinen auch im Alltag gezeigten Aggressionen anders begegnen. Ängste, Albträume und aggressives Verhalten bilden sich zurück (Brächter 2022).

8 Teilearbeit im Familiensystem

Teilekonzepte beziehen sich meist auf ein Einzelsetting; Kinder sind jedoch in ihrer Entwicklung existenziell auf ein stützendes soziales Umfeld angewiesen. Ohne Einbeziehung von Bezugspersonen ist Kindertherapie nicht vorstellbar, Ansätze wie die Ego-State-Therapie bedürfen daher einer interaktionellen Erweiterung (Brächter 2014a).

Berührt werden hierbei unter anderem Fragen wie:

- In welchen Ich-Zuständen begegnen sich Eltern und Kinder, wenn sie miteinander Konflikte haben?
- Welcher Ich-Zustand wird bei den Eltern durch das Symptom eines Kindes aktiviert? Wie kann es ihnen gelingen, in einen anderen Zustand hineinzufinden?
- Wie reagieren Kinder auf schwierige Anteile ihrer Eltern?

8.1 Teile-Perspektiven in der Elternarbeit

Zugang zum Erleben des Kindes und Unterbrechung ungünstigen Elternverhaltens

Kinder nutzen die Als-ob-Ebene des Malens oder Sandspiels oft, um schwierige Aspekte der Beziehungsgestaltung zu ihren Eltern auszudrücken. Öffnet man die Grenzen der Einzeltherapie[17], können sich Eltern in – von ihnen selbst ungewünschten – Teilen ihres Verhaltens wiedererkennen:

Milan, 7 Jahre, zeichnet ein »Unheilmonster«, das ihn immer wieder in Schwierigkeiten bringt. Vier Arme ziehen seinen Mund so weit auseinander, »dass das ganze Schreien da rauskommt«, sechs Finger an jeder Hand und drei Beine wüten in

17 Vgl. zur »Transparenzregel« systemischer Kindertherapie Schmitt u. Weckenmann 2009; zum Zeigen von Sandbildern in einem dennoch geschützten Rahmen Brächter 2010, S. 73 ff.

seinem Körper herum und sorgen für schlechte Laune. Helfen könnte nur ein freundlicher zweiköpfiger Drache, das einzige Wesen, das Monster lieb machen kann. Gemeinsam mit dem Drachen erkundet Milan, was das Monster braucht. Sie finden heraus, dass es von einem anderen Stern kommt und als Alien auf die Erde gestürzt ist: Sein Vater hatte es vom Stern gestoßen, weil es sein Zimmer nicht aufgeräumt hatte; anschließend starb er bei einem Ausflug in ein schwarzes Loch. Das Monster, das eigentlich sehr traurig ist, bräuchte seinen Stern zurück bzw. eine Verbindung, um wieder dorthin zurückzukehren.

Die Geschichte des »Unheilmonsters« geht gut aus: Mithilfe des Drachens verwandelt es sich in ein »Glühwürmchen des Lebens«. Es fliegt zu allen, die wütend sind, und hilft ihnen, dass statt Schreien »gute Worte« aus ihrem Mund kommen.

JOSCHA, 6 Jahre alt, stellt dar, wie ein verzauberter Stein kleine Tiere zu überrollen droht. In letzter Minute gelingt es ihnen, sich gegen den Stein zu stemmen. Ein Frosch springt auf ihn und saugt die Zauberkraft aus ihm heraus. Jetzt hat er selbst Zauberkraft; der Stein kommt zum Stillstand.

Joschas Vater, groß und mit lauter Stimme sprechend, bezieht das Bild des rollenden Steins sofort auf sich. Es hilft ihm nachhaltig, sich bewusster auf das Tempo des Sohnes einzustellen, der noch viele Unsicherheiten zeigt und darin von ihm oft übergangen wurde.

Werden in Familiengesprächen problematische Teile des Elternhandelns sichtbar, ist eine Gesprächsführung wichtig, die Bloßstellungen auffängt und Kinder davor schützt, nach der Therapiestunde Ärger der Eltern auf sich zu ziehen (Brächter 2010). Wird ein Vater als Ritter dargestellt, der seine Rüstung ablegen muss, um Zutritt zur Familie zu erhalten, entschärft es die Situation, die dem Bild zugrunde liegenden Wünsche zu fokussieren. Fühlt sich der Vater durch das Bild des Kindes kritisiert oder kann er darin auch eine wertvolle Botschaft über eine ersehnte Beziehungsqualität sehen? Kann er es als Geschenk ansehen, dass ihm so offen der Wunsch nach mehr Nähe gezeigt wird?[18]

Rüdiger Retzlaff (2008) nutzt die Externalisierung einer »biestigen Biene«, die Eltern zu nicht gewünschtem Elternverhalten anstachelt. Um Misshandlungen von Kindern vorzubeugen, ist es wichtig, mit Eltern mögliche Trigger für gewaltförmiges Verhalten zu identifizieren. Misshandlungen von Kindern geschehen häufig in einer Altersregression: Im Kontakt zum Kind tauchen Gefühle auf, die eigenen Kindheitserfahrungen entspringen. Möglicherweise benötigen Eltern selbst therapeutische Unterstützung, um mit ihren Kindern in sicherer Weise zusammenzuleben. In anderen Fällen kann es ausreichen, den früher geprägten Ich-Zustand deutlich von der Gegenwart zu differenzieren. Ihm können Erfahrungen von gelungenen Momenten mit dem Kind gegenübergestellt werden, um die Eltern in ihrer elterlichen Präsenz zu stärken (Brächter 2018c).

Externalisierung elterlicher Ich-Zustände gegenüber dem Symptom des Kindes

Peter Allemann[19] nutzt in der Elternarbeit Tierfiguren, um die Haltung der Eltern zum Problem des Kindes zu externalisieren.

- Die Eltern werden aufgefordert, zunächst eine Tierfigur für die als problematisch erlebte Seite des Kindes zu wählen.
- Anschließend wird gefragt: »Zu wem werde ich, wenn ich mit dieser Seite meines Kindes konfrontiert bin?« Auch hierfür suchen die Eltern passende Figuren aus und stellen sie der Figur des Kindes gegenüber.
- Es wird erkundet, welche zirkulären Prozesse sich im Zusammenspiel der Figuren ergeben. Wie reagiert die Figur des Kindes

18 Diese sehr hilfreiche Art des Fragens habe ich Anfang der 2000er-Jahre in der Weiterbildung in Psychoanalytisch-Systemischer Therapie bei Tom Levold kennengelernt und von ihm übernommen.

19 Die hier vorgestellten Formen der Teilearbeit habe ich 2011 von Peter Allemann im Curriculum »Systemische und hypnotherapeutische Konzepte in der Arbeit mit Kindern und Jugendlichen« der M.E.G. kennengelernt, dort in der Anwendung mit Handpuppen. Sie lassen sich gut auch auf Skulpturen im Sand übertragen.

auf den Ich-Zustand der Eltern? Wie ergänzen oder behindern sich die Figuren der Eltern?

Eltern-Kind-Skulpturen in Problem- und Ressourcenzuständen Familienskulpturen zeigen in der Regel Problemsituationen. Es kann neue Perspektiven eröffnen, ihnen entspannte Situationen gegenüberzustellen, wie es sie im Leben von Familien – meist – auch gibt. Da sich Eltern und Kind in beiden Situationen in unterschiedlichen Ich-Zuständen begegnen, ist die im Folgenden beschriebene Skulpturarbeit sehr komplex. Es empfiehlt sich daher, sie zunächst nur mit einem Elternteil durchzuführen.

- Sind die »Problemseiten« von Elternteil und Kind durch Tierfiguren externalisiert, wird nach Situationen gefragt, in denen sie es gut miteinander haben.
- Auch für die hierbei aktivierten Ich-Zustände werden Tierfiguren gesucht.
- Beide Szenen lassen sich ausgestalten, indem eine Umgebung hinzugefügt wird, die oft den Kontext sichtbar macht.
- Für Kind und Elternteil werden weitere Figuren hinzugestellt, die aus einer Beobachtungsperspektive auf beide Szenen blicken (Figuren dafür, wie man als Mensch »eigentlich« ist).

In der Skulptur sind Elternteil und Kind nun in drei unterschiedlichen Ich-Zuständen repräsentiert; hierdurch ergeben sich viele Möglichkeiten zu einem Austausch im »inneren Team«. Die Figuren können miteinander in Kontakt treten und sich Ratschläge erteilen; spielerisch kann exploriert werden, was geschehen könnte, wenn sich ein Kätzchen der Problemfigur des Kindes nähert statt eines wütenden Nilpferds. Die Arbeit endet meist mit einem neuen, wohlwollenden Blick auf die »Problemfigur« des Kindes und mit einer Neugruppierung der eigenen Ich-Zustände.

> Frau T. schildert häufige Zusammenstöße mit ihrer 9-jährigen Tochter, die beim Aufbruch zu ihren vielen Terminen oft nicht fertig sei. MARIE schreie dann die Mutter an; Frau T. werde selbst auch wütend. Teils eskaliere die Situation in einer Form,

bei der sie ihr Verhalten anschließend bereue; dabei habe sie die Tochter auch schon geschlagen.

Ich biete Frau T. an, die Szene im Sand darzustellen: Einem Drachen für Marie stellt sie ein Nilpferd mit aufgerissenem Maul gegenüber. Zu ihrem Nilpferd stellt sie anschließend noch ein Flugzeug: Als alleinerziehende Mutter müsse bei ihr alles schnell gehen. Die »Verspieltheit« der Tochter symbolisiert sie durch ein Karussell, an dem kleine Flugzeuge im Kreis herumfliegen (siehe Abb. 19).

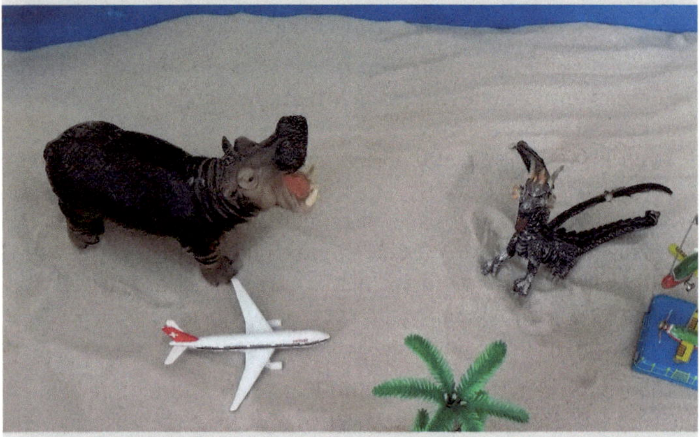

Abb. 19: Anteile von Mutter und Tochter in der Problemsituation

Ich frage Frau T. nach schönen Situationen mit ihrer Tochter. Sie setzt eine Katze für sich und einen kleinen Hund für Marie dicht nebeneinander unter einen Baum; so sei es manchmal, wenn sie gemeinsam einen Film schauen.

Als Figur dafür, was sie als Mensch ausmacht, wählt Frau T. erneut eine mit Tempo assoziierte Figur: Sie sei eins von zwei Rennpferden, die gemeinsam einen leeren Wagen ziehen. Für Marie findet sie ein entspanntes Löwenjunges, das sie aber sofort wieder ärgerlich macht: Die Figur erinnere sie an die

»Faulheit« von Maries Vater. In einer kurzen Sequenz arbeiten wir an der Frage, wieweit der frühere Partner gemeint ist, wenn sich die Wut der Mutter gegen Marie richtet. Dabei hilft ein Spiegel, in dem der »Löwenvater« beim Blick auf Maries Figur sichtbar ist.

Anschließend frage ich Frau T. nach ihrem eigenen Bedürfnis, sich auszuruhen und zu entspannen. Es trägt sehr zu ihrem Ärger bei, sich dies kaum erfüllen zu können. Ich lade sie ein, dennoch probeweise nach einer Figur für ihr Bedürfnis zu suchen. Sie findet ein Faultier und setzt es in den Wagen, der von den Rennpferden gezogen wird – ein Anblick, der uns beide zum Lachen bringt.

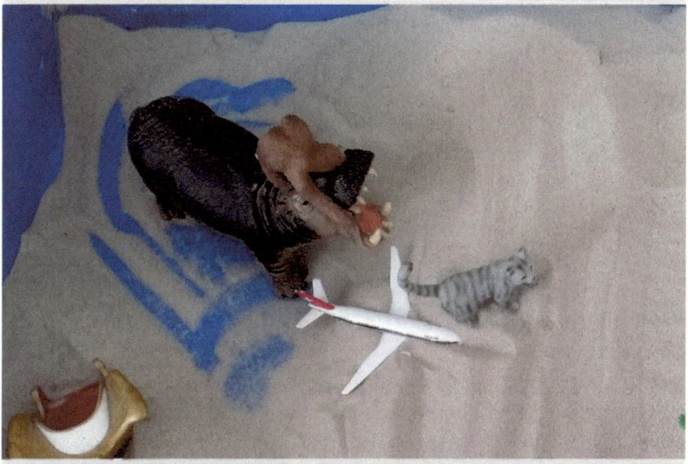

Abb. 20: Neugruppierung des »inneren Teams«

Die Arbeit endet mit einer Neugruppierung des inneren Teams unter der Fragestellung, wie Frau T. Marie zukünftig begegnen möchte (siehe Abb. 20): Die Katze, die einen guten Kontakt zu Maries Hund hat, soll vorausgehen, das Nilpferd dahinter zurücktreten. Da Nilpferde Wasser mögen, gräbt Frau T. ihm eine kleine Wasserstelle – zum ersten Mal sieht sie dessen Bedürfnisse. Das Faultier sitzt auf dem Rücken des Nilpferds und streicht ihm beruhigend über den Kopf. Neben den Drachen stellt Frau T. Maries Hundefigur, um sich die gemeinsamen guten Momente zu vergegenwärtigen. Das Flugzeug bleibt stehen – als Anerkennung der Lebensumstände, die nicht immer einfach sind. Vor ihren Figuren zieht Frau T. eine Linie in den Sand: eine Grenze, die sie in ihrem Verhalten Marie gegenüber nicht mehr überschreiten möchte.

Einfühlung in die »Problemseite« des Kindes

In der Elternarbeit kann es auch hilfreich sein, sich näher mit einer als »schwierig« erlebten Seite des Kindes zu beschäftigen, um sich in deren Bedürfnisse einfühlen zu können. Peter Allemann regt an, für diese Seite des Kindes eine Tierfigur zu wählen und ihr eine Umgebung zu bauen.

In einem Fallbeispiel beschreibt Allemann (2014, S. 131) die Arbeit mit einer Mutter, die ihrem Sohn Tim nicht länger als Krokodil begegnen möchte. Sie wählt für ihn einen Tintenfisch, weil er »unzählige Dinge« gleichzeitig mache und immer in Bewegung sei.

»Zusammen gestalteten wir nun eine Unterwasserlandschaft. Ein blaues Tuch für das Meer war schnell zur Stelle. Dann eine Höhle (symbolisiert durch eine Wurzel), in der sich der Tintenfisch geborgen fühlt und in die er sich zurückziehen kann. Rundherum viel Lebensraum mit spannenden Anregungen und Herausforderungen (symbolisiert durch ein Kaleidoskop) und Nahrungsquellen (symbolisiert durch Blumen). Die Fähigkeit des Tintenfischs, ruhig zu verweilen und konzentriert auf Beute zu warten, ist durch das Schneckenhaus symbolisiert.«

Anschließend beschreibt Allemann in einer kurzen Trancereise das Leben des Tintenfischs: »... wie der Tintenfisch in die Höhle schwimmt, dann zum Futter, oder ruhig dasitzt oder schwebt, vielleicht ganz konzentriert auf Beute wartend, wie er auf andere Meerestiere stößt und spannende Situationen erlebt.«

Schließlich erfolgt ein Transfer in den Alltag unter der Frage, wo Tim all diese Dinge in seinem Leben zur Verfügung stehen. Die Mutter sagt, sie habe noch nie so positiv über ihren Sohn nachgedacht.

8.2 Teilearbeit mit Kindern bei belastendem Elternverhalten

Manche Kinder sind mit bizarrem und nicht nachvollziehbarem Verhalten ihrer Eltern konfrontiert oder erleben sie in stark wechselnden Gefühlszuständen. Kinder neigen dazu, dies auf sich zu beziehen und sich die Schuld hieran zu geben. Es kann sehr erleichternd sein, das Verhalten der Eltern als Folge psychischer Krankheit oder traumatischer Erfahrungen zu verstehen. Hilfreich ist zunächst eine Externalisierung, die das Verhalten als *Seite* des Elternteils kennzeichnet. In Kinderbüchern[20] finden sich treffende Beschreibungen psychischer Erkrankungen, die für eine altersgerechte Information genutzt werden können.

Orientierung angesichts nicht nachvollziehbaren Elternverhaltens durch die Arbeit mit Handpuppen

Die Arbeit mit Handpuppen bietet eine anschauliche Möglichkeit, das Verhalten psychisch erkrankter Elternteile zu externalisieren und zu differenzieren. Sie kann helfen, Kinder aus der Verantwortung für elterliche Zustände zu entlassen und diese als innere Prozesse des Elternteils zu kennzeichnen.

Siegfried Mrochen (Mrochen u. Bierbaum-Luttermann 2014, S. 76 ff.) beschreibt sein Vorgehen am Beispiel von Jacob, einem zehnjährigen Jungen, dessen Mutter ihm in stark wechselnden Zuständen begegnet. Er lässt ihn zunächst eine Handpuppe dafür suchen, wie die Mutter ist, wenn sie »schreit, tobt und schlägt«; Jacob wählt einen Tyrannosaurus Rex. Für den Zustand, wenn sie Medikamente genommen hat und ihm auf

20 Als Bilderbuch z. B. Erdmute von Mosch (2011), für ältere Kinder u. a. Brigitte Minne (2007).

unangenehme Art nah sein will, wählt er einen kleinen weißen Hasen. Beide Handpuppen werden befragt, was in der Mutter im jeweiligen Zustand vorgehen könnte: »Häschen, dich hat Jacob ausgesucht, weil du zur Mama passt, wenn sie ihre Medizin genommen hat. Dann ist sie so freundlich zu Jacob, dass er es kaum aushält und sie manchmal schleimig findet. Welche Gedanken und inneren Bilder hat seine Mutter dann in ihrem Kopf? Was will sie Jacob zeigen?«

Auf diese Fragen wird keine Antwort erwartet; es geht vielmehr darum, das sonst im Alltag erlebte Handeln mit Abstand zu betrachten und zu versachlichen.

Jacob wird auch aufgefordert, eine Handpuppe dafür zu suchen, wie es *ihm* geht, wenn die Mutter »schreit, tobt und schlägt«: Er wählt eine Schildkröte, unter deren Panzer er sich zurückziehen kann. Über die Puppe kann er aussprechen, dass er dann manchmal am liebsten weglaufen würde. Als Ressourcenfigur wählt er einen Leoparden, der ihn als guten Fußballer repräsentiert.

Zu einem Ressourcentransfer werden beide seiner Handpuppen auf die Hand genommen: »Vom Leoparden aus beginnen Energie, Überblick, Geschicklichkeit und all das, was einen guten Sportler ausmacht, hinüberzufließen in Richtung der anderen Hand« (a. a. O., S. 76).

Zur Stärkung des Kindes kann auch nach einer Handpuppe gesucht werden für seine Fähigkeit, sich vom Verhalten der Mutter zu distanzieren und es nicht (mehr) auf sich zu beziehen (a. a. O., S. 78).

Mitteilungsmöglichkeit in »Geschichten des Überlebens«

Für Kinder psychisch erkrankter Eltern ist auch ein Raum freien Spiels hilfreich, um sich mit ihren Sorgen mitteilen zu können. Konrad Grossmann (2003) unterscheidet in der narrativen Therapie zwischen »Geschichten der Progression«, in denen in oft kurzer Therapiedauer innere Blockaden überwunden werden können, und »Überlebenserzählungen«, die eine Bewältigung schwieriger Lebensumstände zum Thema haben. Kinder bringen in solchen Geschichten Gefühle zum Ausdruck, die sie sonst angesichts der Belastung ihrer Eltern zurückhalten. Sandbilder zeigen Motive wie Treibsand, in dem man versinken kann, Dürre oder Überflutung, Lebewesen, denen so heiß wird, dass sie zu verbrennen drohen. Die Geschichten zeigen aber auch besondere Ressourcen, die Kinder in belasteten Lebenssituationen entwickeln können (Brächter 2022).

TIMO, 7 Jahre, findet im Sand Bilder für die psychische Erkrankung seiner Mutter: Astronauten landen, begleitet von Robotern, auf einem unbekannten Planeten, als dort Meteoriten einschlagen. Einer der Roboter gerät aus dem Takt, mit verwirrten Schaltkreisen stürzt er zu Boden. Ihm wird zu heiß, beinahe hätte es gebrannt.

Die »falsche Taktung« des Roboters bewirkt jedoch auch, dass Tierkinder auf dem Planeten besonders schnell wachsen. Die Astronauten bemerken erstaunt: «Diese Tierkinder sind nicht nur übermenschlich groß, sondern auch übermenschlich stark!«

In der Nähe hat ein Ei Risse bekommen, ein kleiner Dino schlüpft und kommt zur Welt. Viele Jahre vergehen, viel entwickelt sich. Der Roboter ist längst repariert, und der kleine Dino wächst zu einem großen Saurier heran.

Entlastung in parentifizierten Ich-Zuständen

Figuren der Kinder zeigen sich oft in Ich-Zuständen, in denen sie für geschwächte Anteile ihrer Eltern Verantwortung übernehmen. Bei der Begleitung solcher Spielszenen rege ich dazu an, nach weiteren Helfer:innen Ausschau zu halten. Im Spiel kann eine Erlaubnis entstehen, sich abzugrenzen und eigenen Bedürfnissen nachzugehen.

JAN, 10 Jahre alt, baut eine Szene, in der sich ein Tierpfleger allein um eine ganze Station verletzter Vögel kümmert. Auf meine Frage, ob das nicht für eine Person zu viel Arbeit sei, stellt Jan ihm Kolleg:innen zur Seite, mit denen er sich die Arbeit teilen kann. Im zweiten Sandkasten baut er ihm anschließend einen Ort zum Ausruhen. Die Figur des Tierpflegers verwandelt sich dabei in einen Jungen, der von Jan einfühlend versorgt wird.

»Re-Playing« und Therapie verinnerlichter Bezugspersonen

Sandbilder verweisen oft auf mehrgenerationale Traumatisierungen. Sie deuten an, wie stark Eltern durch eigene Traumata in ihrer Elternrolle geschwächt sind, und zeigen die Sehnsucht der Kinder, sie in einem starken und präsenten Ich-Zustand zu erleben. Häufig geht es in solchen Geschichten um das Bild einer Krone, die den Eltern verloren ging und wiedergefunden werden muss. Das Bild hilft, zwischen den »Eltern heute« und einem Zustand zu unterscheiden, in dem die Eltern ihre Kräfte (wieder) zur Verfügung hätten.

Analog zum »Re-Telling« in der narrativen Therapie (White 2010) nutzen Kinder das Spiel auch dazu, sich ihre Lebensgeschichte neu zu erspielen (Brächter 2022). Wie bei der »Therapie verinnerlichter Bezugspersonen« (Meiss 2011) werden die Eltern dabei mit Ressourcen ausgestattet, die für die Entwicklung der Kinder wichtig gewesen wären. Das Eintauchen ins Spiel ermöglicht es, im realen Leben vermisste Szenen nachzuerleben. Verletzte Anteile können im Spiel korrigierende Erfahrungen machen; erstarrte Bewegungsimpulse können nachgeholt werden:

HANNA, 7 Jahre alt, gestaltet nach frühen Erfahrungen häuslicher Gewalt eine Szene, in der ein zweijähriges Mädchen im Sand zu versinken droht. Nur eine Katze ist bei ihm, die nicht helfen kann. Die Eltern stehen dabei und handeln nicht; ein Baum ist im Sturm umgefallen. Endlich kommt ein Polizist und rettet das Mädchen.

Anschließend wechselt Hanna in den zweiten Sandkasten. Immer wieder spielen dort Mädchen und Katze »Einbuddeln und Herausholen«; später kommt auch die Figur der Mutter hinzu. Lange Zeit ziehen sie sich gegenseitig aus dem Sand. Nach einem Schneesturm wird auch der Vater aus dem Sand geborgen.

Am Schluss der Stunde kehrt Hanna zurück zu ihrem Ausgangsbild. Mutter und Tochter gehen nach Hause; entschlossen greift Hanna nach dem Haus und stellt es nach rechts auf die Zukunftsseite[21]: Die Mutter sucht sich einen neuen Mann.

Neuskulpturierung der Vergangenheit

Eine Neugestaltung der Vergangenheit kann auch im Rahmen einer Skulpturarbeit angeregt werden (Brächter 2014b):

- In einer Skulptur wird zunächst eine belastende Lebensphase szenisch gestaltet.
- Anschließend wird gefragt: »Was hättest du damals gebraucht?«
- Die Skulptur wird im gleichen Sandkasten umgestaltet, dabei können auch Figuren ausgewechselt werden.

Die Neuskulpturierung im Sand kann mit Bodenankern verknüpft werden; zwei Orte im Raum stehen dabei für die »erinnerte« und die »gewünschte« Vergangenheit. Oft löst sich bei dieser Arbeit ein durchgehend negativ gefärbtes Bild der Vergangenheit auf; es erscheinen Erinnerungsmomente an Situationen, die zuvor nicht zugänglich waren.

Nihal, 17 Jahre, deren Eltern in einer sehr angespannten Paarbeziehung lebten, erlebt es als stärkend, stützende Elternfiguren hinter ihre Figur zu stellen. Beim Nachspüren am Ort der »gewünschten Vergangenheit« erinnert sie sich plötzlich an Zitroneneis, das sie in ihrer Kindheit am liebsten mochte; später kommen Erinnerungen an Radtouren hinzu, bei denen sie besonders gern einen bestimmten Hang hinunterfuhr.

---

21 Zur Raumsymbolik im Sandspiel vgl. Brächter 2010, S. 60 ff.

8.3 Teilearbeit in der Familientherapie

Die Arbeit mit Externalisierungen nach Michael White

Michael White hat die Technik der Externalisierung in die systemische Familientherapie eingeführt. Anders als im Einzelsetting ist es dabei nicht nur möglich, sich innerpsychisch mit einem belastenden Teil des Erlebens auseinanderzusetzen, sondern auch Interaktionen zu verändern, die ein Problem aufrechterhalten oder verschärfen.

White (1984) beschrieb die Arbeit mit Externalisierungen zuerst anhand von Enkopresis; mit einem Kind erfand er für dessen Einkoten den Namen »Sneaky Poo«. Er stellte fest, dass eine Besserung eher eintrat, wenn er so über das Problem sprach, als ob es vom Kind getrennt sei. Dabei erfragte er auch den Einfluss, den »Sneaky Poo« auf die Familienmitglieder und ihre Beziehungen hatte. Auf »spielerische, leichtfüßige und freudvolle Weise« konnten neue, kooperativere Umgangsweisen mit dem Problem gefunden werden (White 2010, S. 31).

> »Ist das Problem klar als ›Sneaky Poo‹ erkannt und vom Kind unterscheidbar, dann verringern sich die Schwierigkeiten mit Kritik, Tadel und Schuld erheblich. Das Kind hat weniger Grund, sich selbst zu kritisieren und zu verurteilen, denn schließlich ist ›Sneaky Poo‹ und nicht es selbst der Schuldige. Die Eltern haben weniger Grund, das Kind zu kritisieren oder die Schuld bei sich zu suchen. Und die Fachleute haben weniger Grund, den Eltern die Schuld zuzuschieben (z. B. zu sehr auf Gehorsam zu achten oder ›überbeschützend‹ zu sein). [...] Da jeder unter dem Einfluss desselben ›Quälgeistes‹ steht und da die Familienmitglieder nicht mehr gegeneinander kämpfen müssen, ist es für Kind und Eltern einfacher, ›gemeinsam Sneaky Poo zu schlagen‹. Ein Ergebnis davon ist, dass der therapeutische Prozess sanfter und schneller verläuft« (Tomm 1994, S. 219).

Wilhelm Rotthaus (2015) empfiehlt bei der Arbeit mit Externalisierungen ein Vorgehen in mehreren Schritten, für die man sich ausreichend Zeit lassen sollte.

- Zunächst wird das Problem im Gespräch eingekreist. Beschreibungen der Familienmitglieder werden sprachlich so widergegeben, dass das Problem als handelnde Figur erscheint:

»Die Depression bewirkt, dass das Kind sich wertlos fühlt«; »die Frustration führt dazu, dass das Kind bei jedem versagten Wunsch herumschreit«; »das ADHS verführt den Jungen dazu, während des Unterrichts aufzustehen« … (a. a. O., S. 404).

- Anschließend wird nach einer Figur für das Problem gesucht und ihr ein Name gegeben (»das Wutmonster«, »Herr oder Frau Perfekto«, »die trickreiche Blase«).

Michael White (2010, S. 24 ff.) ist es an dieser Stelle wichtig, Kinder aktiv in die Problemdefinition einzubeziehen: Es soll das verändert werden, was sie selbst an ihrem Problem stört. Hierzu lässt er einen Jungen ein Bild seines ganz eigenen ADHS malen:

»Jetzt weiß ich, warum Jeffreys ADHS frei herumlaufen und alle in Aufregung versetzen kann. Wie könnte Jeffrey ihm denn Einhalt gebieten, wenn er nicht einmal weiß, wie sein ADHS überhaupt aussieht?« (a. a. O., S. 24).

- Es wird erfragt, welche Auswirkungen die Problemfigur auf das Kind, seine Beziehung zu Eltern und Geschwistern, auf Freundschaften und seine Leistungen in der Schule hat.

»MICHAEL WHITE: […] Hat sich das AHS[22] zwischen deine Mama und deinen Papa gedrängt? Hat es dir und ihnen Schwierigkeiten gemacht?

JEFFREY Logo.

MICHAEL WHITE Was für Schwierigkeiten?

JEFFREY Es bereitet dir auch Kopfzerbrechen, oder, Mama?

BETH Ja, stimmt, und es macht mich müde.

MICHAEL WHITE Wie ist das mit deinem Papa?

22 White übernimmt hier die Bezeichnung des Jungen, der beim Sprechen das »D« in ADHS weglässt.

JEFFREY Äh ... hmm, es macht ihn ganz miesepetrig, oder, Papa?

ANDREW Das ist wahr. Und ich bin dann überhaupt nicht zufrieden mit mir.

MICHAEL WHITE Das AHS erschwert den Umgang zwischen Jeffrey und seinen Lehrern, zwischen ihm und anderen Kindern und zwischen ihm und Ihnen beiden. Was sagt das über das AHS?« (a. a. O., S. 27 f.).

- Die genannten Auswirkungen der Problemfigur werden noch einmal zusammengefasst und bewertet. Dies geht über in eine »Koalition der Willigen« (Rotthaus 2015, S. 407), bei der sich die Familienmitglieder zusammenschließen, um einen anderen Umgang mit dem Problem zu finden.
- Anschließend wird der Einfluss herausgearbeitet, den sie auf das externalisierte Problem nehmen können. Hierzu gehören die Suche nach Ausnahmen und der Aufbau einer »Gegenerzählung« gegen die bisherige Problemgeschichte:

  »Hast du in der letzten Zeit einfach mal die Aufforderung des Seifenkommandanten, mindestens zwanzig Minuten lang deine Hände zu waschen, überhört ?« »Wenn Vater und Mutter weniger streiten würden, wäre das gut oder schlecht für den Alp?« »Hast du eigene Pläne für dein Leben? Unterscheiden sich deine Pläne von denen, die das Wutmonster für dich hat?« (Rotthaus 2015, S. 408).

- Zum Abschluss werden die begonnenen Verhaltensänderungen gewürdigt, eventuell mit einer Urkunde. Kind und Familie werden darauf vorbereitet, dass die Problemfigur möglicherweise »noch mal vorbeischaut« und es wird erarbeitet, wie das Kind dann mit ihr umgehen kann.

Jeffreys Eltern hörten bei dieser Arbeit zum ersten Mal, wie er eigene Vorstellungen von seinem Leben in Worten ausdrückte. Er äußerte »genaue Vorstellungen, wie er dem AHS seinen Platz zuweisen würde: Er wollte es als besonderen Freund behalten, ihm aber nicht einfach das Feld überlassen und sein Leben von ihm beherrschen lassen« (White 2010, S. 29).

Familienskulpturen mit Problemexternalisierung

Probleme können auch in der Arbeit mit Familienskulpturen externalisiert werden; Figuren für das Problem werden dann mit in die Skulptur gestellt. Damit sie sich deutlich von den Familienmitgliedern unterscheiden, lasse ich solche Skulpturen mit Menschenfiguren gestalten (Brächter 2022).

Zunächst werden die Figuren so zueinander platziert, wie es der Wahrnehmung der Situation in der Familie entspricht. Interessant ist dann, welchen Platz die Problemfigur erhält, neben wem sie steht und was sie in der Skulptur bewirkt. Oft werden zirkuläre Prozesse sichtbar, die das Problem verstärken. Gemeinsam kann überlegt werden, was sich verändern müsste, damit es Kind und Familie besser geht; anschließend wird die Skulptur umgestaltet.

In der Arbeit mit Skulpturen entsteht ein gemeinsamer Wahrnehmungsfokus, der Ruhe in angespannte Situationen bringt; mit Abstand lassen sich leichter Lösungen finden.

Als Felix, 6 Jahre alt, mit seiner Mutter zur Therapie kommt, droht die häusliche Situation gerade zu eskalieren. Bei Konflikten sei er nicht zu beruhigen; die Eltern sehen sich an der Grenze ihrer Möglichkeiten.

Dicht an die Mutter geschmiegt baut Felix auf, wie es für ihn ist, wenn zu Hause Streit herrscht: Die Eltern stehen sich gegenüber und reden über das, was passiert ist; seine jüngere Schwester blickt zu ihnen. Abgewandt vom Rest der Familie schaut Felix in eine andere Richtung: Für ihn sei es am schlimmsten, nach Streit allein in sein Zimmer geschickt zu werden.

Anschließend gestaltet die Mutter eine Skulptur. Sie erkenne Felix in seinen Wutausbrüchen kaum wieder; hinter einem Dinosaurier ist seine Figur kaum noch sichtbar.

Felix möchte, dass der Dinosaurier verschwindet. Er stellt ihn auf die andere Seite eines Flusses; dort beginnt er ihm jedoch sofort leid zu tun: Auch er soll nicht allein bleiben. Ein kleiner, lieber Dino macht sich auf den Weg, um eine Brücke zu ihm zu bauen.

Die Szene bekräftigt, wie wichtig es ist, die bisher praktizierten »Auszeiten« zu verändern. Es wird ein Sessel gefunden, auf den sich Felix im Sichtkontakt zu den anderen zurückziehen kann.

Bis zur folgenden Stunde hat sich das problematische Verhalten aufgelöst, die Stimmung in der Familie hat sich beruhigt. Ein Sandbild zeigt eine Familienszene an einem Fluss. Felix verwendet hierbei dieselben Figuren wie in den Familienskulpturen, ordnet sie jedoch anders an: Seine Figur steigt in einen Baum und pflückt Kirschen für alle, seine Schwester schaut zu ihm hinauf. Die Eltern sind sich nah und unterhalten sich, aber diesmal nicht über ihn. Ein Marienkäfer »sonnt sich auf einem Felsen und hört das Wasser rauschen«.

Entwickelt sich die Arbeit an einer Skulptur zu einem Kampf gegen die Problemfigur, versuche ich, deren Bedürfnisse zu fokussieren. Bei Wutfiguren frage ich beispielsweise, welche Gefühle einem Wutausbruch vorausgehen. Fühlt sich ein Kind übergangen, ungerecht behandelt oder allein gelassen? Werden auch hierfür Figuren gefunden, stehen häufig kleine, hilflos wirkende Tiere hinter mächtigen Dinosauriern. Das Bild kann Eltern helfen, sich zukünftig auf diesen Teil des Erlebens zu beziehen.

Externalisiert werden können auch Ich-Zustände, die alle Mitglieder der Familie einschließen. Gemeinsam lassen sich »Wutdrachen« verwandeln, die sich in belasteten Lebensphasen in Familien einnisten (Brächter 2010).

8.4 Teilearbeit im gemeinsamen Spiel

Psychodramatische Familienspieltherapie

Spiel mit Familien macht Veränderungsmöglichkeiten im gemeinsamen Handeln erfahrbar. Aichinger (2012) nutzt hierzu bevorzugt das Rollenspiel, das er mit einer gezielten Teilearbeit verknüpft. Zuvor wird erarbeitet, welche Anteile sich bei den Familienmitgliedern entwickeln müssen, damit ein hilfreicher Umgang mit der Problemseite des Kindes gelingen kann (vgl. Abschnitt 1.3).

- Nach einem Kontrakt über die Therapieziele wird das Thema des Spiels vom Kind benannt; wenn es keine Idee hierzu hat, wird eine Geschichte von der Therapeutin vorgeschlagen.
- Alle Familienmitglieder wählen für sich eine Rolle.
- Die Szene wird eingerichtet, die Rollen durch Verkleidungen kenntlich gemacht.
- Spielbeginn und Ablegen der Rollen werden klar markiert, im Anschluss erfolgt eine Austauschrunde.

Mit Pauls Eltern erarbeitet Aichinger das Therapieziel, ihre »Löwenseite« mehr zu entwickeln. PAUL, 6 Jahre alt, provozierte die Eltern zuvor so stark, dass sie ihm gegenüber auch körperliche Gewalt anwendeten; aus Kindergruppen wurde er ausgeschlossen, da er andere Kinder wegstieß und biss. Eine Teilearbeit zeigte, dass die Figuren der Eltern, ein Schaf und ein Bernhardiner, der Wildheit von Pauls Löwenfigur nicht gewachsen waren und sich hilflos fühlten; sein Löwenanteil wurde sowohl von den Eltern als auch von Paul selbst abgelehnt.

Im Rollenspiel inszeniert Aichinger mit der Familie eine Zirkusgeschichte, bei der ein junger Löwe ein einzigartiges Kunststück vollbringen soll: Er soll nicht beißen, wenn ihm der Zirkusdirektor eine Hand in den Rachen steckt. Die Zeit bis zur Aufführung drängt, nur der Löwenvater kann es schaffen, ihm dies bis dahin beizubringen. Paul erhält als junger Löwe viel Applaus, wenn er durch Feuerringe springt; seine Mutter füttert und bürstet ihn als Tierpflegerin.

Die Aufführung gelingt und wird von Aichinger als Zirkusdirektor kommentiert: »›Sehen Sie, verehrtes Publikum, wie weit der kleine Löwe sein Maul aufreißt und sein Gebiss genau beherrscht, eine Leistung, die bisher nur ausgewachsene Löwen nach jahrelanger Dressur zustande brachten. Und dieses Löwenkind hat dies von seinem Löwenvater in kürzester Zeit gelernt!‹ Tierpflegerin und Direktor applaudieren, und der Löwenvater streicht dem Kleinen zärtlich über den Kopf« (a. a. O., S. 151).

Gemeinsam entwickelte Sandbildgeschichten

In der narrativen Sandspieltherapie (Brächter 2022) gestalten Familien gemeinsam Sandbilder, aus denen sich anschließend eine Geschichte entwickelt. Dabei wird ein strukturiertes Vorgehen genutzt, das Eltern viel Sicherheit bietet und ängstlichen Kindern einen Einstieg erleichtert.

- Reihum setzen Eltern und Kind Gestaltungselemente und Figuren in den Sand; begonnen wird mit dem Bau einer Umgebung.
- Eingangs beteilige ich mich als Therapeutin und diene den Eltern als Modell.
- Anschließend an das Bauen wird die Szene betrachtet und überlegt, wie die Geschichte weitergehen könnte.
- Das Kind verteilt die Rollen zum Weiterspielen; die Geschichte wird umgesetzt.
- Mit älteren Kindern kann eine Geschichte auch im freien Spiel entwickelt werden; Figuren werden dabei jeweils spontan gewählt.

Esma, 6 Jahre alt, wird von ihrer Mutter noch immer gefüttert, da diese ihr ein selbstständiges Essen nicht zutraut; zwischen beiden gibt es viele Konflikte.

Im gemeinsamen Sandspiel stellt Esma ein Hochzeitspaar in die Mitte des Sandbilds, das auf ein großes Ei schaut. Im Hintergrund bereitet ein Kind ein Feuer zum Kochen vor; Frau S. lässt Frauenfiguren Milch und Nahrung herbeitragen.

Bei der Frage, wie die Geschichte weitergehen könnte, spricht Frau S. erstaunt die Größe des Eis an, die gar nicht zu der am Nestrand hockenden Ente passe. Esma zuckt die Schultern und blickt mich an. Ich kommentiere, dass Eier dieser Größe oft gewählt werden, wenn ein Schlüpfen als überfällig gekennzeichnet werden soll – sehr passend zu Esmas Verharren in einem nicht mehr passenden Ich-Zustand, was ich jedoch nicht anspreche. Sofort entfernt Esma das große Ei, ersetzt es durch drei kleine und zeigt auf drei Küken, die schon längst geschlüpft seien. Frau S. erinnert dies an Esmas neu gewonnene Selbstständigkeit beim Schlafen im eigenen Bett. Stolz hört Esma ihr zu.

Die beiden beenden das Spiel in guter Stimmung. In der folgenden Stunde berichten sie, dass Esma begonnen habe, allein zu essen.

Beim Spiel mit jüngeren Kindern erhalten Eltern oft Rollen, in denen sie ihr Kind bei neuen Entwicklungsschritten unterstützen. Sie selbst erfahren sich dabei in gestärkten Elternrollen.

Bei älteren Kindern ermöglicht die spontane Figurenwahl, unterschiedliche Teile des Erlebens in Szene zu setzen; Figuren repräsentieren wechselnde Ich-Zustände der Beteiligten. Agiert eine Mutter beispielsweise als Bäuerin ablehnend gegenüber einem Anteil des Kindes, weil sie zu viel Arbeit habe, kann dies durch eine neue Figurenwahl korrigiert werden: Als Stallbursche kommt sie seiner verletzten Katze zu Hilfe (Brächter 2022).

8.5 Teilearbeit mit Tierfiguren bei Trennung und Scheidung

Nach einer Trennung fühlen sich Kinder oft zwischen ihren Eltern hin- und hergerissen. Aichinger (2014) hat ein Teilemodell mit Tierfiguren entwickelt, das Eltern die Einfühlung in innere Konflikte des Kindes erleichtern kann.

- Zunächst werden Tierfiguren für die fürsorglichen Seiten der Eltern gewählt, im unten beschriebenen Fallbeispiel eine Kuh (Vater) und ein Schwan (Mutter)[23].
- Anschließend werden kleine Exemplare dieser Figuren hinter die Figur des Kindes gestellt (im Fallbeispiel ein junger Löwe). Wohin der kleine Löwe auch geht, er hat stets das Kälbchen und den kleinen Schwan bei sich.
- Daneben ist das Kind auch mit verletzten Paar-Seiten der Eltern konfrontiert; auch diese werden durch Figuren externalisiert.

In eskalierten Konflikten agieren Eltern in diesen Ich-Zuständen; Ziel ist es, sie wieder in Kontakt zu ihrer fürsorglichen Elternseite zu bringen. Mithilfe der Figuren lässt sich anschaulich zeigen, dass

23 Selbstverständlich gilt das Folgende auch für gleichgeschlechtliche Elternpaare.

das Kälbchen immer mithört, wenn schlecht über die Kuh gesprochen wird; das Gleiche gilt für den kleinen Schwan.

Das Konzept lässt sich gut auf das Sandspiel übertragen (Brächter 2022). Hierbei teile ich den Sand in zwei Hälften und stelle eine Brücke in die Mitte des Kastens. In Familienskulpturen kann erkundet werden, welchen Platz die Begleitfiguren des Kindes bei den Eltern einnehmen: Wie geht es dem Kälbchen beim Schwan, wie dem kleinen Schwan bei der Kuh?

Bei hochstrittig getrennten Eltern führe ich diese Arbeit nur auf einer Seite des Sandkastens durch; die andere bleibt frei und markiert deutlich, dass sich das Leben des Kindes auf beiden Seiten der Brücke abspielt.

Jannik, 12 Jahre, kommt mit seinen Eltern zur Therapie, deren Beziehung seit Langem sehr angespannt ist. Inzwischen lebt der Vater mit einer neuen Partnerin zusammen. Die Mutter ist durch die Trennung noch immer sehr verletzt und kann Jannik nur schwer zu ihm gehen lassen. Da die Eltern Jannik als sehr belastet erleben, erklären sie sich zu einem gemeinsamen Gespräch bereit.

Ich schlage vor, Janniks Lebenssituation im Sandkasten anzuschauen. Mit einem Strich teile ich den Kasten in zwei Hälften und stelle eine Brücke in die Mitte: Bildhaft wird klar, dass er sich jetzt in beiden Hälften bewegt und beim Wechsel zwischen den Eltern die Brücke überqueren muss. Anschließend lasse ich Tierfiguren dafür aussuchen, wie es allen zurzeit geht.

Der Vater wählt für sich eine Kuh: Mit dieser »mütterlich« versorgenden Figur möchte er ausdrücken, dass er Jannik vermisst und gern mehr für ihn da wäre. Die Mutter wählt einen Schwan und bereitet ihm eine Wasserstelle: Ihr Leben sei sehr anstrengend, der Schwan müsse sich ausruhen. Jannik sucht lange nach einer Figur für sich und wählt dann einen Phönix. Beide Eltern kommentieren dies positiv; der Phönix passe zu seiner Kraft und Energie. Jannik erklärt, dass er mit dieser Figur ganz anderes verbunden hat: Es sei schrecklich, immer wieder aus dem Feuer auffliegen zu müssen, es koste ihn viel

Kraft. Betroffen schauen die Eltern auf Jannik, der den Phönix gegen einen kleinen Löwen austauscht, der endlich zur Ruhe kommen möchte.

Alle verstehen, dass das »Feuer« Konflikte bezeichnet, die zwischen den Eltern aufflammen. Ich führe das Konzept ein, dass sie sich dann nicht in ihren fürsorglichen Eltern-Anteilen begegnen, sondern in verletzten Paar-Anteilen. Auch diese werden durch Figuren symbolisiert: Der Vater wählt einen Pinguin, da er sich oft wie erstarrt und sprachlos fühle; die Mutter sucht ein Tier, das ihre Verletzung zum Ausdruck bringt, und wählt ein Bison[24] mit einer deutlich klaffenden Wunde. Das drastische Bild hilft ihr zu einer Distanzierung: So schlimm sei sie in Wirklichkeit nicht verletzt.

Bei der Weiterarbeit stellt sich die Frage, wohin Pinguin und Bison gestellt werden sollen. Jannik atmet erleichtert auf, als ich für sie den zweiten Sandkasten hole. Sehr klar wird die Grenze zwischen Eltern- und Paarebene sichtbar.

Erst jetzt ist es möglich, sich wieder dem ersten Kasten zuzuwenden. Ich stelle ein Kälbchen und einen kleinen Schwan hinter Janniks Löwen, die ihn beim Wechsel zwischen den Eltern begleiten. Es wird deutlich, dass es dem Löwen nicht gut gehen kann, wenn Schwan oder Kälbchen von einem der Eltern abgewiesen werden. Die Eltern nehmen die Anregung auf, die Umgebung so umzugestalten, dass sich alle Figuren auf beiden Seiten willkommen fühlen können: Für das Kälbchen entsteht beim Schwan ein Stück Wiese, für den kleinen Schwan bei der Kuh ein Teich.

Getragen von der entspannteren Stimmung im Raum spricht die Mutter ihr Gefühl an, Jannik noch immer nicht unbesorgt zum Vater gehen lassen zu können. Am liebsten würde sie einen »Wachhund« dorthin mitschicken, damit für ihn neben der neuen Partnerin genug Raum bleibe. Die Frage, ob dieses Be-

24 Tatsächlich wählt sie die Figur eines Triceratops; ich halte mich jedoch an die Benennung durch die Familie.

dürfnis eher zum Schwan gehöre oder zum verletzten Paar-Anteil, richtet die Aufmerksamkeit wieder auf den zweiten Sandkasten. Statt den Hund als Wächter auf das Gebiet des Vaters zu setzen, stellt die Mutter ihn zu ihrem Bison; statt weiter Vorwürfe aneinander zu richten, wenden sich beide Eltern ihren verletzten Anteilen zu und stellen ihnen Hilfsfiguren zur Seite (siehe Abb. 21). Auch hierüber wirkt Jannik sehr erleichtert.

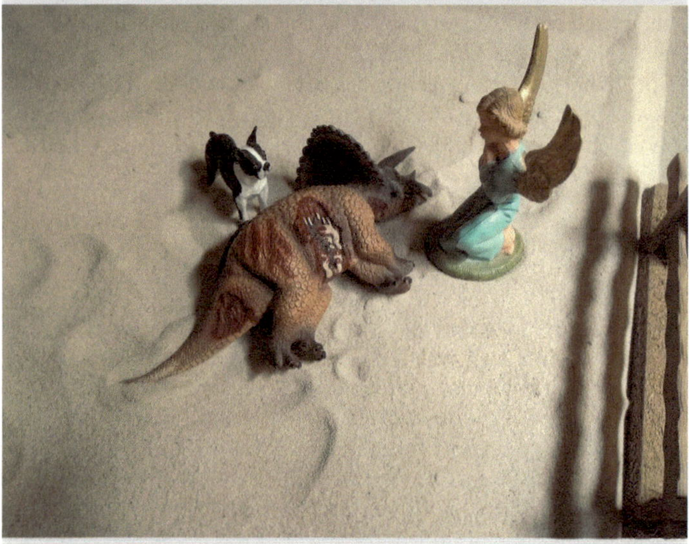

Abb. 21: Hilfsfiguren beim verletzten Paar-Anteil

Abschließend wenden wir uns nochmals dem Ausgangskasten unter der Frage zu, was die Eltern noch tun könnten, um Jannik den Weg über die Brücke zu erleichtern (siehe Abb. 22). Spontan wählen sie Emoji-Figuren, die den kleinen Löwen mit seinen Begleittieren freundlich empfangen.

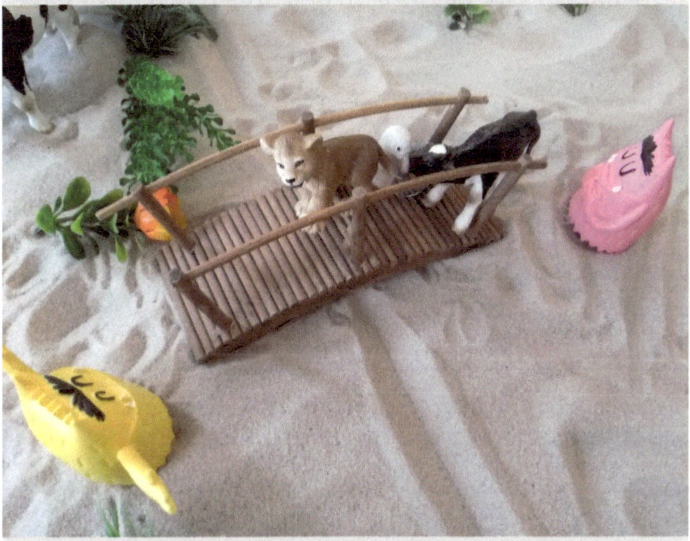

Abb. 22: Der Weg über die Brücke

Anhang: Orientierung in den Spielrollen des Kindes

Die folgende Übersicht dient der Reflexion von Spielverläufen und kann als Kopiervorlage genutzt werden.

- In welchem Ich-Zustand zeigt sich das Kind?

- Wie wird seine Symptomatik im Spiel sichtbar?

- Welche Rolle / welcher Ich-Zustand des Kindes wird von ihm an die Therapeutin oder eine Handpuppe delegiert?

- Welche Möglichkeiten gibt es zu einem modellhaften Umgang mit Problemanteilen und zur Mentalisierung (Aussprechen vermuteter Gefühle)?

- Wählt das Kind eine für sein Leben typische Rolle oder sucht es eine entgegengesetzte Erfahrung?

- Wie bildet sich der soziale Kontext des Kindes im Spiel ab?

- Thematisiert das Spiel schwierige Lebenssituationen, die vom Kind nicht veränderbar sind (»Geschichten des Überlebens«; Grossmann 2003)? Geht es eher um emotionalen Beistand als um die Anregung von Lösungsideen? Was benötigt die Familie im Alltag?

- Zeigen sich im Spiel traumatische Reinszenierungen? (Spielstopp, Einführen von Hilfsfiguren, Versorgen am sicheren Ort)

- Bei kämpferisch auftretenden Figuren:
  Geht es um eine Erweiterung des Rollenrepertoires, um ein Erleben eigener Stärke oder zeigen sich täteridentifizierte Anteile?

- Lässt sich das Kind von einer Täter- in eine Retter-Rolle bringen?

- Welche Ressourcen sind nutzbar?

- Nutzt das Kind die potenziellen Fähigkeiten der von ihm gewählten Figur?

- Welche Emotionen zeigt das Kind im Spiel?

- Welche eigenen Gefühle entstehen in der Spielbegleitung? Spiegeln sie das Erleben des Kindes? Wie könnte dies genutzt werden?

- Findet das Kind im Spiel Lösungen?

- Wie verändern sich die Ich-Zustände des Kindes im Therapieverlauf?

Literatur

Aichinger, A. (2012): Einzel- und Familientherapie mit Kindern. Kinderpsychodrama, Bd. 3. Wiesbaden (Verlag für Sozialwissenschaften).

Aichinger, A. (2014): Das Werben des kleinen Löwen – Psychodramatische Teilearbeit mit Tierfiguren bei Kindern im Trennungs- bzw. Scheidungskonflikt. In: W. Brächter (Hrsg.): Der singende Pantomime. Ego-State-Therapie und Teilearbeit mit Kindern und Jugendlichen. Heidelberg (Carl-Auer), S. 181–194, 2. Aufl. 2017.

Allemann, P. (2014): Kunstvoll und spielend leicht – Teilearbeit mit Figuren und szenischen Möglichkeiten. In: W. Brächter (Hrsg.): Der singende Pantomime. Ego-State-Therapie und Teilearbeit mit Kindern und Jugendlichen. Heidelberg (Carl-Auer), S. 121–132, 2. Aufl. 2017.

Bierbaum-Luttermann, H. u. S. Mrochen (2014): »Null-Bock« und schwarze Löcher – Zugang zu verborgenen Teilen gewinnen. Anregungen für die Teilearbeit mit Kindern und Jugendlichen. In: W. Brächter (Hrsg.): Der singende Pantomime. Ego-State-Therapie und Teilearbeit mit Kindern und Jugendlichen. Heidelberg (Carl-Auer), S. 86–104, 2. Aufl. 2017.

Bierbaum-Luttermann, H. u. S. Mrochen (2019): Klinische Hypnose und Hypnotherapie mit Kindern und Jugendlichen. Paderborn (Junfermann).

Böhmer, M., W. Brächter u. H. Plum (2024): Über Hoffnung – ein Platz für Bär, Huhn und Herz. Sandspieltherapie-Gruppen mit Kindern in einer Erstaufnahmeeinrichtung für Geflüchtete. *Systeme* 24 (2): 197–217.

Brächter, W. (2010): Geschichten im Sand. Grundlagen und Praxis einer narrativen systemischen Spieltherapie. Heidelberg (Carl-Auer), 2. Aufl. 2016.

Brächter, W. (2014a): Teiletreffen im Sand – Ego-States in der Familientherapie. In: W. Brächter (Hrsg.) (2014c): Der singende Pantomime. Ego-State-Therapie und Teilearbeit mit Kindern und Jugendlichen. Heidelberg (Carl-Auer), S. 164–180, 2. Aufl. 2017.

Brächter, W. (2014b): Auf dem Weg ins helle Land – Ego-States in der Sandspieltherapie. In: W. Brächter (Hrsg.) (2014c): Der singende

Pantomime. Ego-State-Therapie und Teilearbeit mit Kindern und Jugendlichen. Heidelberg (Carl-Auer), S. 48–65, 2. Aufl. 2017.

Brächter, W. (Hrsg.) (2014c): Der singende Pantomime. Ego-State-Therapie und Teilearbeit mit Kindern und Jugendlichen. Heidelberg (Carl-Auer), 2. Aufl. 2017.

Brächter, W. (2018a): Traumabearbeitung im narrativen Sandspiel. In: W. Brächter u. B. Reiners (Hrsg.) (2018): Neue Wege im Sand. Systemisches Sandspiel und Kinderorientierte Familientherapie. Heidelberg (Carl-Auer), S. 120–128.

Brächter, W. (2018b): Umgang mit nicht endenden Kämpfen und fixierten destruktiven Ich-Zuständen im narrativen Sandspiel. In: W. Brächter u. B. Reiners (Hrsg.) (2018): Neue Wege im Sand. Systemisches Sandspiel und Kinderorientierte Familientherapie. Heidelberg (Carl-Auer), S. 135–143.

Brächter, W. (2018c): Kindeswohlgefährdung. Möglichkeiten des narrativen Sandspiels. In: W. Brächter u. B. Reiners (Hrsg.) (2018): Neue Wege im Sand. Systemisches Sandspiel und Kinderorientierte Familientherapie. Heidelberg (Carl-Auer), S. 161–168.

Brächter, W. (2022): Einführung in die systemische Sandspieltherapie. Heidelberg (Carl-Auer).

Brächter, W. u. B. Fleming (2009): Die Mutmachgruppe – Ein systemisches Therapiekonzept für Kinder mit Ängsten. In: M. Vogt u. F. Caby (Hrsg.): Ressourcenorientierte Gruppentherapie mit Kindern und Jugendlichen. Borgmann (Dortmund), S. 111–120.

Brächter, W. u. B. Reiners (Hrsg.) (2018): Neue Wege im Sand. Systemisches Sandspiel und Kinderorientierte Familientherapie. Heidelberg (Carl-Auer).

Clavée, S. (2022): Das Problem im Verhältnis. In: R. B. Hanswille: Systemische Therapie mit Kindern, Jugendlichen und ihren Familien. 88 Interventionen für die Praxis. Heidelberg (Carl-Auer), S. 91–93.

Da Silva, J. (2014): Ego-State-Interventionen bei Jugendlichen. In: W. Brächter (Hrsg.): Der singende Pantomime. Ego-State-Therapie und Teilearbeit mit Kindern und Jugendlichen. Heidelberg (Carl-Auer), S.150–163, 2. Aufl. 2017

Eberhardt, S. (2018): Sandspiel mit Kindern im Frauenhaus. In: W. Brächter u. B. Reiners (Hrsg.): Neue Wege im Sand. Systemisches Sandspiel und Kinderorientierte Familientherapie. Heidelberg (Carl-Auer), S. 231–242.

Emmerson, G. (2014): Resource therapy. The complete guide with case examples & transcripts. Victoria (Old Golden Point).

Ende, M. (1962): Jim Knopf und die wilde 13. Stuttgart (Thienemann).

Ferstl, E. (2014): Marie und der Zauber der Verwandlung – Fallbeispiel einer Traumabehandlung mit Ego-State-Therapie. In: W. Brächter (Hrsg.): Der singende Pantomime. Ego-State-Therapie und Teilearbeit mit Kindern und Jugendlichen. Heidelberg (Carl-Auer), S. 227–240, 2. Aufl. 2017

Fritzsche, K. (2013): Praxis der Ego-State-Therapie. Heidelberg (Carl-Auer).

Fritzsche, K. (2014): Einführung in die Ego-State-Therapie. In: W. Brächter (Hrsg.): Der singende Pantomime. Ego-State-Therapie und Teilearbeit mit Kindern und Jugendlichen. Heidelberg (Carl-Auer), S. 16–46, 2. Aufl. 2017.

Gross, M. (2007): Wenn Symptome auf den Tisch kommen – Porträts von Externalisierungen bei Time-Out-Interventionen. In: M. Vogt (Hrsg.): Wenn Lösungen Gestalt annehmen. Externalisieren in der kreativen Kindertherapie. Dortmund (borgmann), S. 179–184.

Grossmann, K. P. (2003): Der Fluss des Erzählens. Narrative Formen der Therapie. Heidelberg (Carl-Auer).

Hartman, W. (2014): Over the Rainbow – Wie man farbenfrohe Lösungen entwickelt, um Ich-Zustände als Ressourcen glänzen zu lassen: Der Fall Esti. In: W. Brächter (Hrsg.): Der singende Pantomime. Ego-State-Therapie und Teilearbeit mit Kindern und Jugendlichen. Heidelberg (Carl-Auer), S. 212–226, 2. Aufl. 2017.

Heine, H. (2000): Der Club. München (Middelhauve).

Hirschberg, R. (2007): Das Problem-Lösungs-Bild – Ein Beitrag zur Problem- und Lösungswahrnehmung in Diagnostik und Therapie. In: M. Vogt (Hrsg.): Wenn Lösungen Gestalt annehmen. Externalisieren in der kreativen Kindertherapie. Dortmund (borgmann), S. 85–91.

Janosch (1966): Hannes Strohkopp und der unsichtbare Indianer. München (Parabel).

Kachler, R. (2022): Psychotherapie bei Komplextraumata. Depotenzierung des Inneren Täters und Heilung der Traumawunden. Stuttgart (Klett-Cotta).

Keweloh, A. (2021): Einführung in das Lebensflussmodell. Heidelberg (Carl-Auer).

Krüger, A. u. L. Reddemann (2007): Psychodynamisch Imaginative Traumatherapie für Kinder und Jugendliche. PITT-KID – Das Manual. Stuttgart (Klett-Cotta).
Levine, P. (1998): Trauma-Heilung. Das Erwachen des Tigers. Unsere Fähigkeit, traumatische Erfahrungen zu transformieren. Essen (Synthesis).
Lowenfeld, M. (1969): Die »Welt«-Technik in der Kinderpsychotherapie. In: G. Bierman (Hrsg.): Handbuch der Kinderpsychotherapie, Bd. 1. München/Basel (E. Reinhardt).
Meiss, O. (2011): Therapie verinnerlichter Bezugspersonen. (Workshop bei der Teile Therapie Tagung, 23.–27.11.2011, Heidelberg.) Müllheim/Baden (Auditorium).
Meiss, O. (2023): Hypnosystemische Therapie bei Depression und Burnout. Heidelberg (Carl-Auer), 5. Aufl.
Mills, J. u. R. Crowley (1998): Therapeutische Metaphern für Kinder und das Kind in uns. Heidelberg (Carl-Auer), 3. Aufl. 2006.
Minne, B. (2007): Eichhörnchenzeit oder Der Zoo in Mamas Kopf. Hamburg (Carlsen).
Mosch, E. von (2011): Mamas Monster: Was ist nur mit Mama los? Köln (BALANCE buch+medien / Psychiatrie Verlag).
Mrochen, S. u. H. Bierbaum-Luttermann (2014): Teilearbeit mit Handpuppen – Ein Konzept der strategischen und hypnosystemischen Psychotherapie. In: W. Brächter (Hrsg.): Der singende Pantomime. Ego-State-Therapie und Teilearbeit mit Kindern und Jugendlichen. Heidelberg (Carl-Auer), S. 66–85, 2. Aufl. 2017.
Oestereich, C. (2005): Nach dem Trauma: Nichts ist mehr wie zuvor! Wie können Traumata in die Lebenserzählung integriert werden? *Systeme* 19 (1): 46–71.
Peichl, J. (2013): Innere Kritiker, Verfolger und Zerstörer: Ein Praxishandbuch für die Arbeit mit Täterintrojekten. Stuttgart (Klett-Cotta).
Reiners, B. (2013): Kinderorientierte Familientherapie. Göttingen (Vandenhoeck & Ruprecht).
Retzlaff, R. (2008): Spiel-Räume. Lehrbuch der systemischen Therapie mit Kindern und Jugendlichen. Stuttgart (Klett-Cotta).
Retzlaff, R. (2019): Zwangsstörungen von Kindern und Jugendlichen. Heidelberg (Carl-Auer), 2. Aufl. 2024.
Rotthaus, W. (2015): Externalisieren. In: R. Hanswille (Hrsg.): Handbuch systemische Kinder- und Jugendlichenpsychotherapie. Göttingen (Vandenhoeck & Ruprecht), S. 402–409.

Rotthaus, W. (2017): Suizidhandlungen von Kindern und Jugendlichen. Heidelberg (Carl-Auer).

Rotthaus, W. (2023): Nichtsuizidales selbstverletzendes Verhalten (NSSV) von Jugendlichen und jungen Erwachsenen. Heidelberg (Carl-Auer).

Rowling, J. K. (1999): Harry Potter und der Gefangene von Askaban. Carlsen (Hamburg).

Schmidt, G. (2003): Wer bin ich, und wenn ja, wie viele? Hypnosystemische Utilisationskonzepte für die Arbeit mit der inneren Familie. Müllheim/Baden (Auditorium).

Schmidt, G. (2004): Liebesaffären zwischen Problem und Lösung. Hypnosystemisches Arbeiten in schwierigen Kontexten. Heidelberg (Carl-Auer), 5. Aufl. 2013.

Schmitt, A. u. M. F. Weckenmann (2009): Settingdesign in der (systemischen) Therapie mit Kindern. Teil 1: Indikationen. *Familiendynamik* 34 (2): 182–192.

Sickinger, G. (2007): »Kan-No-Mushi« – Eine innere Externalisierung oder wie ein »ärgerlicher Wurm« beruhigt werden kann. In: M. Vogt (Hrsg.): Wenn Lösungen Gestalt annehmen. Externalisieren in der kreativen Kindertherapie. Dortmund (borgmann), S. 67–72.

Signer-Fischer, S., T. Gysin u. U. Stein (2009): Der kleine Lederbeutel mit allem drin. Hypnose mit Kindern und Jugendlichen. Heidelberg (Carl-Auer).

Tomm, K. (1994): Die Fragen des Beobachters. Schritte zu einer Kybernetik zweiter Ordnung in der systemischen Therapie. Heidelberg (Carl-Auer), 2. Aufl. 1996.

Tomm, K., S. Koji u. S. Kazuko (1990): Kan-No-Mushi – Innere Externalisierung als Kompromiss? *Zeitschrift für systemische Therapie* 8 (2): 114–117.

Vogt-Hillmann, M. (1999): Vom Ressourcosaurus und anderen fabelhaften Wesen – Malen und Zeichnen in der kreativen Kindertherapie. In: M. Vogt-Hillmann u. W. Burr (Hrsg.): Kinderleichte Lösungen. Lösungsorientierte Kreative Kindertherapie. Dortmund (borgmann), S. 11–29.

Watkins, J. G. u. H. Watkins (2003): Ego-States – Theorie und Therapie. Ein Handbuch. Heidelberg (Carl-Auer), 3. unveränd. Aufl. 2012. [Am. Orig. (1997): Ego-states theory and therapy. New York (W. W. Norton).]

Weinberg, D. (2005): Traumatherapie mit Kindern. Strukturierte Trauma-Intervention und traumabezogene Spieltherapie. Stuttgart (Klett-Cotta), 8. Aufl. 2021.

Weinberg, D. (2010): Psychotherapie mit komplex traumatisierten Kindern. Behandlung von Bindungs- und Gewalttraumata der frühen Kindheit. Klett-Cotta (Stuttgart).

White, M. (1984): Pseudo-encopresis: From avalanche to victory, from vicious to virtuous cycles. *Journal of Family Systemic Medicine* 2: 150–184.

White, M. (1986): Kinderängste und familiäre Interaktion. *Familiendynamik* 4/86: 283–293.

White, M. (1989): Der Vorgang der Befragung: Eine literarisch wertvolle Therapie? *Familiendynamik* 14 (2): 114–127.

White, M. (2009): Kinder, Trauma und das (Wieder)erschließen von »unterdrückten« Geschichten. *Systhema* 1/09: 7–24.

White, M. (2010): Landkarten narrativer Therapie. Heidelberg (Carl-Auer).

White, M. u. D. Epston (1993): Die Zähmung der Monster. Literarische Mittel zu therapeutischen Zwecken. Heidelberg (Carl-Auer).

Williams, U. H. (1959): Das Rösslein Hü. Seine gefährlichen und lustigen Abenteuer. Einsiedeln/Zürich/Köln (Benziger).

Wirl, C. (2014): Ego-State-Geschichten, Ressourcen-States und Kraftwesen – Möglichkeiten der Teilearbeit bei Angst. In: W. Brächter (Hrsg.): Der singende Pantomime. Ego-State-Therapie und Teilearbeit mit Kindern und Jugendlichen. Heidelberg (Carl-Auer), S. 134–149, 2. Aufl. 2017.

Witzleben, G. von (2021): Das triadische Prinzip. Minimalinvasive Psychologie mit Bauch, Herz und Kopf. Heidelberg (Carl-Auer).

Zanotta, S. (2014): »Nein! – Hört mich denn niemand?«. Traumaheilung mit Ego-State-Therapie. In: W. Brächter (Hrsg.): Der singende Pantomime. Ego-State-Therapie und Teilearbeit mit Kindern und Jugendlichen. Heidelberg (Carl-Auer), S. 241–255, 2. Aufl. 2017.

Zanotta, S. (2018a): Wieder ganz werden. Traumaheilung mit Ego-State-Therapie und Körperwissen. Heidelberg (Carl-Auer).

Zanotta, S. (2018b): Sandspiel in der Ego-State-Therapie: Arbeit mit destruktiv wirkenden inneren Anteilen. In: W. Brächter u. B. Reiners (Hrsg.): Neue Wege im Sand. Systemisches Sandspiel und Kinderorientierte Familientherapie. Heidelberg (Carl-Auer), S. 144–153.

Zanotta, S. (2019): Die Kraft des Vulkans nutzen. Ego-State-Therapie mit Kindern und Jugendlichen. Vortrag bei der Ego-State-Jubiläumstagung 2019 in Rottweil.

Über die Autorin

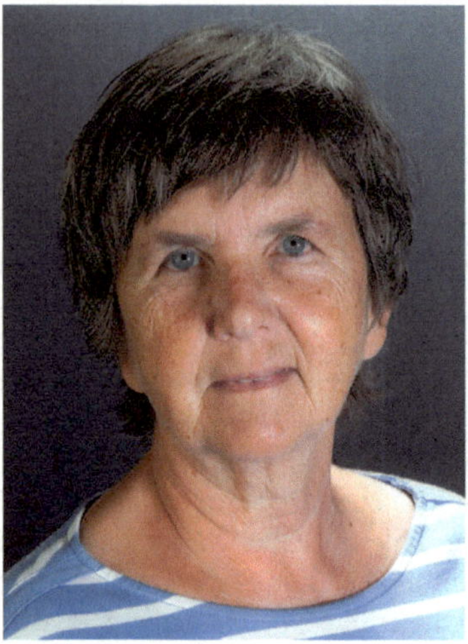

© Herbert Sauerwein

Wiltrud Brächter, Dipl.-Päd.; Kinder- und Jugendlichenpsychotherapeutin, Systemische Therapeutin (SG), akkr. Supervisorin für Systemische Therapie mit Kindern und Jugendlichen. Weiterbildungen u. a. in gestalttherapeutischer Arbeit mit Kindern, psychoanalytisch-systemischer Therapie (APF), Kinderhypnotherapie (MEG). Supervisions- und Weiterbildungstätigkeit in eigener Praxis in Köln sowie als Gastdozentin bei systemischen und hypnotherapeutischen Instituten im deutschsprachigen Raum. Publikationen u. a.: *Geschichten im Sand. Grundlagen und Praxis einer narrativen systemischen Spieltherapie* (2. Aufl. 2016); *Der singende Pantomime. Ego-State-Therapie und Teilearbeit mit Kindern und Jugendlichen* (2. Aufl. 2017), *Neue Wege im Sand. Systemisches Sandspiel und Kinderorientierte Familientherapie* (2018, zus. mit Bernd Reiners), *Einführung in die systemische Sandspieltherapie* (2022).